Glücklich?

So geht's

Glücklich?

So geht's

Karl-Wilhelm Hofmann

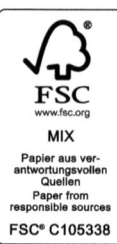

Bibliografische Information der Deutschen Nationalbibliothek

Die Deutsche Nationalbibliothek verzeichnet diese Publikation in der Deutschen Nationalbibliografie; detaillierte bibliografische Daten sind im Internet über http://dnb.d-nb.de abrufbar.

Die automatisierte Analyse des Werkes, um daraus Informationen insbesondere über Muster, Trends und Korrelationen gemäß §44b UrhG (»Text und Data Mining«) zu gewinnen, ist untersagt.

Verlag: BoD · Books on Demand GmbH, Überseering 33, 22297 Hamburg, bod@bod.de
Druck: Libri Plureos GmbH, Friedensallee 273, 22763 Hamburg

ISBN: 978-3-8192-5307-2

*Für die kritische Durchsicht des ersten Entwurfs meines Buches
und die damit verbundenen wegweisenden Gespräche
gilt mein besonderer Dank:*

Detlef Becker
Meinem Sohn Manuel
Meiner Ehefrau Martha
Meiner Tochter Rebecca
Dipl.-Psych. Iris Mindescu
Dr. Katja Weinig-Kohlenbach

Inhaltsverzeichnis

Gender-Hinweis

Prolog

Herzlichen Glückwunsch. Sie haben sich entschlossen, ein glücklicher(er) Mensch zu werden. Zwei Schritte auf dem Weg dahin haben Sie bereits gemacht: Erstens haben Sie den ernsthaften Vorsatz dazu gefasst und zweitens haben Sie dieses Buch erworben. Nach der Lektüre werden Sie genau wissen, wie es geht, glücklich zu werden, unabhängig davon, in welcher Lebenssituation Sie sich gerade befinden. Sie haben es selbst in der Hand. Um Sie weiter zu motivieren, habe ich gleich tolle Nachrichten für Sie: Es ist erwiesen[1], dass glückliche Menschen im Vergleich zu unglücklichen Menschen länger leben und gesünder, zufriedener, ausgeglichener, unbeschwerter, erfolgreicher sind. Was für Aussichten … Und es kommt noch besser: Die Aufzählung ist nur eine kleine Auswahl aus den vielen positiven Folgen des Glücklichseins. Mehr davon werden Sie in diesem Buch erfahren. Aber Moment, vielleicht habe ich Ihnen ja zu voreilig gratuliert und zu viel versprochen. Denn es gibt einen großen Wermutstropfen: Der Weg zum Glück ist steinig und lang. Falls Sie gehofft hatten, dass Sie einfach dieses Buch durchlesen und danach automatisch glücklich sind, muss ich Sie leider enttäuschen. Wenn Sie mit Ihrem Leben insgesamt oder mit Teilbereichen davon unzufrieden sind, muss offensichtlich *irgendetwas* anders werden, um Ihre Unzufriedenheit zu beseitigen. Bereiten Sie sich deshalb darauf vor, dass Sie Veränderungen in Ihrem Leben vornehmen müssen. Und das ist das Härteste, was man von Ihnen verlangen kann: einige Ihrer bisherigen Handlungsweisen, Gewohnheiten, Einstellungen, Überzeugungen zu ändern. Mit anderen Worten: sich selbst zu ändern, möglicherweise einen Teil Ihrer Lebensweise auf den Kopf zu stellen. Eine zentrale Rolle wird dabei

Ihre Konfliktfähigkeit spielen. Wenn Sie bisher Konflikten regelmäßig aus dem Weg gegangen sind, sollten Sie daran arbeiten, diesen Wesenszug abzulegen. Wenn Sie zu Änderungen nicht bereit sind, wird es kaum möglich sein, Ihren Wunsch nach mehr Glück zu verwirklichen. Sollten Sie aber dazu gewillt sein, steht Ihrer Reise zum Glück nichts mehr im Wege.

Was ist Glück?

Ich erinnere mich noch genau an diese laue Sommernacht vor drei Jahren: Ich saß mit meinem Kumpel Felix auf unserer Terrasse und wir verwöhnten unsere Gaumen mit Tapas und Rotwein. Die Sterne funkelten von einem wolkenlosen Firmament, als Felix urplötzlich die philosophische Frage stellte: »Bist du eigentlich glücklich?« Fast wäre mir vor Überraschung mein Glas aus der Hand gefallen, aber der Zufall wollte es, dass ich mich schon damals mit dem Gedanken trug, ein Buch über das Glück zu schreiben. Ich hatte mich also bereits mit dem Thema befasst, einiges recherchiert und Gedanken dazu entwickelt. Daher war mir sofort klar, dass Felix' Frage nicht so einfach zu beantworten war, schon gar nicht an einem einzigen Abend. Dem Leser sei jetzt schon verraten, dass es nicht nur eine lange Nacht wurde, sondern es noch einige weitere Folgegespräche gab. Ich unternehme den Versuch, die spannenden Unterhaltungen so genau wie möglich zu rekonstruieren.

Nachdem ich kurz überlegt hatte, antwortete ich: »Glück ist ein komplexes Thema, das mich schon seit einiger Zeit beschäftigt und ich freue mich jetzt, mit dir unverhofft darüber sprechen zu können. Um deine Frage beantworten zu können, müsste ich wissen, was du unter Glück verstehst. Welchen Zustand meinst du?« Felix wirkte etwas irritiert, erwiderte aber sofort: »Für mich bedeutet Glück dieses Gefühl, das einen meistens überraschend, unvorbereitet überkommt und in einen euphorischen, glückseligen, ekstatischen Zustand versetzt. Nur dieses Gefühl ist für mich Glück.« »Wow«, platzte es aus mir heraus, »das ist ja eine richtig tolle

Beschreibung dieses überwältigenden und unvergesslichen Gefühls. Offenbar hat dich das nachhaltig beeindruckt. Wann hast du dich denn so gefühlt und wie oft?« Felix zögerte etwas: »Na ja, leider nicht so oft, nur einige Male. Aber an alle diese Momente kann ich mich noch haargenau erinnern, habe jede Sekunde vor Augen und weiß auch noch, wie es sich angefühlt hat. Als Teenager, mit 15, war ich zum Beispiel das erste Mal so richtig verknallt. In Susanne.« Ein Lächeln huschte über Felix' Gesicht. »Ein schwarzer Wuschelkopf mit dunklen Knopfaugen. Als ich beim ersten gemeinsamen Spaziergang ihre Hand nahm und wir wortlos Hand in Hand gingen, durchströmte mich dieses unglaubliche Gefühl. Mein Herz fuhr Achterbahn, ein Feuerwerk ging ab, unglaublich. Tja, aber leider erlebt man das nur selten und es hält nicht lange an.« »Genauso ist dieses Gefühl«, stimmte ich Felix zu, »du hast es sehr schön beschrieben. Da du unter Glück nur diesen kurzen euphorischen Zustand verstehst, wolltest du dann vorhin mit deiner Frage, ob ich glücklich bin, wissen, ob ich gerade jetzt dieses Gefühl habe? Felix überlegte eine Weile: »Wenn ich so darüber nachdenke, zielt meine Frage ja eigentlich nicht auf dieses zwar intensive, aber eben nur kurze Gefühl ab. Denn dann wäre man nur in ganz wenigen Momenten des Lebens glücklich. Offensichtlich ist ein anderer, länger anhaltender Gefühlszustand gemeint. Aber welcher? Was muss ich fühlen, damit ich auch ohne dieses euphorische Gefühl sagen kann: Ich bin glücklich? Nach welchem Kriterium beurteilst denn du das für dich? Was ist dein Maßstab, um meine Frage mit ja oder nein zu beantworten?«

Felix hatte mit seinen Überlegungen direkt den Finger in die Wunde der zahlreichen Glücksratgeber gelegt. Bevor ich jemandem einen Rat geben kann, wie er glücklich werden kann, muss ich offensichtlich zuerst definieren, was Glück bedeutet. Welcher Gefühlszustand ist das? Ich brauche das Ziel, bevor ich den Weg dahin festlegen kann. Wie lautet also die Definition von Glück, wenn es nicht dieses euphorische kurze Gefühl ist? Schon von alters her versuchten Philosophen wie z. B. Platon, Aristoteles, Epikur, Thomas von Aquin, Immanuel Kant, Arthur Schopenhauer oder auch Friedrich Nietzsche eine Definition durch philosophische Gedanken zu ergründen. Ludwig Marcuse hat in seinem Buch »Philosophie des Glücks«

die verschiedenen Glücksdefinitionen zusammengefasst. Letztlich haben aber alle diese Definitionen keine Allgemeingültigkeit, sondern sind nur für deren Erfinder von Bedeutung. Anders ausgedrückt: Kein Mensch, weder Philosophen, Professoren, Wissenschaftler, oder auch Sie selbst, lieber Leser, können durch Nachdenken herausfinden, was Glück allgemeingültig bedeutet. Nur für sich selbst kann jeder definieren, welchen Zustand er persönlich als Glück empfindet.

Folgerichtig antwortete ich Felix: »Es gibt leider keinen übergeordneten, für jedermann gültigen Maßstab, an dem man für sich selbst messen könnte, ob man persönlich glücklich ist. Glück kann jeder Mensch nur für sich selbst definieren. Weder ich noch sonst jemand kann deine eigene Einschätzung deines Glückszustandes widerlegen. Wenn du mir also sagst, »Ich bin glücklich«, dann ist das so. Du bist unwiderlegbar glücklich, weil du dich eben glücklich **fühlst.** Es ist egal, ob ich mir denke, dieser Mensch kann doch unter den Umständen, in denen er lebt, nicht glücklich sein. Wenn du dich glücklich fühlst, dann bist du glücklich, Punkt. Man kann nicht durch Nachdenken und Überlegen herausfinden, ob man glücklich ist, sondern ausschließlich über das Fühlen. Und dein Glücksgefühl entzieht sich einer Nachprüfung durch andere. Meine Antwort auf deine Frage lautet deshalb: Ich habe meinen Glückszustand an meinem Gefühl gemessen. Fühle ich mich glücklich oder nicht?« Felix nippte an seinem Weinglas und meinte: »Wenn ich dich richtig verstanden habe, bist du der Meinung, dass man Glück nicht allgemeingültig nach objektiven Kriterien definieren kann, weil Glück ein Gefühl ist und Gefühle nur der Einzelne für sich selbst beschreiben kann. Wenn das so ist, habe ich jetzt bei der Frage, ob ich glücklich bin, drei Probleme zu lösen.

Erstens, wenn es keine allgemeingültige Definition von Glück gibt und ich deshalb die Frage nur nach meinem Gefühl mit ja oder nein beantworten kann, ist die Frage und die Antwort darauf eigentlich sinnlos. Denn du weißt damit nicht, wie sich dieses Gefühl bei mir genau anfühlt und auch nicht, was bei mir zu diesem Gefühl geführt hat. Damit erübrigen sich doch alle Glücksratgeber, denn wenn ich nicht weiß, was für ein Gefühl Glück genau ist und was es auslöst, kann ich auch keine Ratschläge geben, wie ich diesen Zustand erreichen kann.

Zweitens wird mein Glücksgefühl doch durch eine Vielzahl verschiedener Faktoren beeinflusst. Zum Beispiel durch meine Lebenspartnerschaft, den Job, Gesundheit, Freundes- und Bekanntenkreis, Hobbys, finanzielle Lage, Wohnsituation usw. Und mein Glücksgefühl ist höchstwahrscheinlich für jeden dieser einzelnen Bereiche unterschiedlich. Die Bandbreite reicht möglicherweise von völlig unglücklich in einem der Bereiche bis zu völlig glücklich in anderen Bereichen. Wie soll ich da die Frage beantworten, ob ich insgesamt glücklich bin? Ich kann doch offensichtlich immer nur für die einzelnen Bereiche eine Aussage treffen, aber nicht insgesamt, sozusagen all-inclusive. Wie ist dieses Problem zu lösen? Wie kann ich meine unterschiedlichen Gefühlslagen in den verschiedenen Bereichen zu einem einzigen, alles umfassenden Gesamtgefühl verbinden?

Und schließlich drittens verändern sich Gefühle ständig und fortlaufend, manchmal sogar schlagartig von einer Minute auf die andere. Deshalb hängt die Antwort auf die Frage nach meinem Glücksgefühl doch offensichtlich auch noch maßgeblich davon ab, wann du mich fragst. Ich kann mich heute total glücklich fühlen und morgen schon völlig unglücklich. Wie ist dieser zeitliche Aspekt zu lösen? Wie kann man sicherstellen, dass die Aussage über den persönlichen Glückszustand nicht nur für den Moment gilt, sondern generell, zeitlich unabhängig?

Deshalb, mein Lieber, wie löst du diese drei Probleme, um zu einer Aussage über deinen Glückszustand zu kommen? Was ist für dich Glück, wie hast du die verschiedenen Facetten deines Lebens unter einen Hut gebracht und wie hast du das zeitliche Element berücksichtigt? Gilt deine Aussage nur für diesen Moment? Wäre deine Antwort schon nächste Woche vielleicht eine andere?«

Felix hatte mit seinen Fragen genau ins Schwarze getroffen. Ist die Suche nach dem Glück also eigentlich sinnlos oder gibt es doch eine Möglichkeit,

Felix' drei Probleme zu lösen? Nun ist es so, dass man seit ca. der Mitte des letzten Jahrhunderts versucht, dem Glück wissenschaftlich auf die Spur zu kommen. Weltweit waren und sind zahlreiche Wissenschaftler in der sogenannten Glücksforschung tätig, z. B. Prof. Martin Seligman (*1942), Universität Pennsylvania, Dr. Ed Diener (1946–2021), Universität Washington, oder Prof. Barbara Frederikson (*1964), Universität North Carolina. In Deutschland wurde dieser Forschungszweig seit ca. 1980 intensiviert, z. B. am Deutschen Institut für Glücksforschung in München unter der Leitung von Bernd Hornung. Die Wissenschaftler versuchen, die von Felix beschriebene Aufgabe zu lösen. Wie kommt man von dem nur für das einzelne Individuum gültigen Glücksempfinden zu einer allgemeingültigen, für die meisten zutreffenden Beschreibung dieses Empfindens? Wie bringt man die verschiedenen Facetten des Lebens eines Menschen unter einen Hut und wie bekommt man das zeitliche Problem in den Griff? Wenn das gelingen könnte, wäre es grundsätzlich für jedermann möglich, diesen allgemeingültigen Glückszustand für sich selbst zu verwirklichen. Dann könnten Glücksratgeber doch sinnvoll sein. Um dieses Ziel zu erreichen, verknüpft die Glücksforschung verschiedene wissenschaftliche Disziplinen – vor allem Medizin, Psychologie, Soziologie, Ökonomie und Philosophie – und gewinnt ihre Erkenntnisse durch ausführliche Befragungen von Menschen aller Altersgruppen, aus verschiedenen sozialen Umfeldern, Ländern und Kontinenten. Ich stelle diese Methodik nicht näher dar, sondern gehe nur auf die wissenschaftlich fundierten Ergebnisse der Forschungen ein.[2]

Nach kurzer Überlegung erwiderte ich deshalb: »Die drei Probleme sind inzwischen durch die Glücksforschung objektiv gelöst:[3]

Erstens, von den Menschen, die sich selbst als glücklich bezeichnen, beschreiben die meisten ihren Gefühlszustand als **dauerhafte Zufriedenheit mit ihren persönlich wichtigsten Lebensbereichen: Mit sich selbst, Lebenspartnerschaft, Beziehung zu den Kindern und den Beziehungen zum Rest der Welt (Arbeit/Freunde/Bekannte usw.).** Diese Zufriedenheit wird erreicht, wenn in all diesen Bereichen dauerhaft mehr angenehme als unangenehme Gefühle/Stimmungen erzeugt werden. **Kurz gesagt: Ein**

Mensch ist glücklich, wenn er dauerhaft zufrieden ist.[3] Das Gefühl, das die meisten glücklichen Menschen als Glücksgefühl empfinden und beschreiben, ist also **Zufriedenheit.** Der Königsweg dorthin ist, möglichst viele angenehme Empfindungen in allen vier Lebensbereichen zu erzeugen.

Zweitens wird auch das Problem der Berücksichtigung aller Bereiche deines Lebens gelöst. Stark vereinfacht: Für jeden einzelnen Bereich erfolgt eine gesonderte Bewertung deines Zufriedenheitsgefühls und am Ende werden alle Einzelbewertungen zu einem Gesamtergebnis zusammengefasst. Das wird dadurch erreicht, dass man unterschiedliche Grade der Zufriedenheit berücksichtigt. Ein Mensch kann nicht nur zufrieden oder unzufrieden sein, sondern es gibt Abstufungen, z. B. sehr zufrieden, zufrieden, ziemlich zufrieden, neutral (weder zufrieden noch unzufrieden), ziemlich unzufrieden, unzufrieden, sehr unzufrieden. Man kann das noch um weitere Stufen verfeinern. In meinem siebenstufigen Beispiel würde der Betroffene nun gesondert nach seiner Einschätzung für jeden seiner wichtigsten Lebensbereiche befragt. Für jedes *Sehr zufrieden* würde er z. B. 7 Punkte erhalten, für jedes *Sehr unzufrieden* dagegen 0 Punkte. Die Gesamtpunktzahl entscheidet dann, in welche Kategorie der Befragte fällt. Seine Antwort auf die Frage, ob er zufrieden ist, könnte entsprechend jede der sieben Abstufungen sein. Damit sind die verschiedenen Lebensbereiche berücksichtigt und zu einer Gesamtbewertung deines Zufriedenheitszustandes zusammengefasst. Deshalb, wenn ich die Frage nach meinem Zufriedenheitsniveau mit einer der oben genannten sieben Stufen beantworte, habe ich diese Einzelbewertungen durchgeführt und zum Gesamtergebnis zusammengefasst. Meistens geschieht das unbewusst, man kann sich aber auch die Zeit nehmen und das Ganze bewusst durchführen.

Drittens wird dein zeitliches Problem (Wann frage ich?) dadurch gelöst, dass für die verschiedenen Lebensbereiche nicht nach der aktuellen, heutigen Zufriedenheitseinschätzung gefragt wird, sondern nach der generellen, durchschnittlichen, z. B. in den letzten fünf Jahren. Dadurch werden besonders positive oder negative zeitnahe Ereignisse eliminiert.«

Glücksbaustein Extrovertiertheit

»Hm, klingt alles plausibel und nachvollziehbar«, meinte Felix. »Mit der Definition von Glück als anhaltende, dauerhafte Zufriedenheit in allen meinen wichtigsten Lebensbereichen bin ich einverstanden. Und eine möglichst hohe Zufriedenheitsstufe erreiche ich, wenn es mir gelingt, deutlich mehr angenehme Empfindungen zu erzeugen als unangenehme. Das bringt mich zu der Frage, ob die Glücksforschung auch schon herausgefunden hat, wie es Menschen, die sich als zufrieden bezeichnen, gelungen ist, diesen Zustand zu erreichen.« »Ja«, meinte ich, »das hat sie. Im Ergebnis sind es naturgemäß eine ganze Reihe verschiedener Faktoren, die das Zufriedenheitsniveau beeinflussen. Allerdings ragt einer besonders hervor. Die Befragungen ergaben, dass unter den Menschen, die sich als glücklich bezeichnen, ein auffällig hoher Anteil einen extrovertierten Lebensstil pflegt und extrovertierte Charakteristika aufweist. Menschen mit introvertierten Merkmalen fanden sich dagegen unter den glücklichen Menschen eher selten. Umgekehrt waren unter den unglücklichen Menschen auffällig viele mit einem introvertierten Lebensstil und introvertierten Charakteristika und kaum solche mit extrovertierten. **Eine ganz wesentliche Erkenntnis der Glücksforschung ist deshalb, dass ein extrovertierter Lebensstil und extrovertierte Charakteristika die Wahrscheinlichkeit massiv erhöhen, zufrieden zu sein. Das Gegenteil gilt bei einem introvertierten Lebensstil und introvertierten Charakteristika.**[4] Gleichzeitig bedeutet das nicht, dass introvertierte Menschen nicht zufrieden sein könnten. Die Befragungen der Glücksforscher zeigen ja, dass auch unter den glücklichen/zufriedenen Menschen solche sind, die einen introvertierten Lebensstil pflegen. Es existieren keine absoluten Gleichungen extrovertiert = glücklich/zufrieden und introvertiert = unglücklich/unzufrieden. Dennoch spielt die Art des Lebensstils und der Charakteristika für die Zufriedenheit eine zentrale Rolle und die Extrovertiertheit ist in der klaren Favoritenrolle.«

Felix lehnte sich zurück und meinte: »Bevor wir weiter darüber reden, wie ich noch zufriedener werden kann, versuche ich erstmal ein Zwischenfazit zu ziehen: Erstens, wir definieren Glück mit dauerhafter Zufriedenheit in den wichtigsten Lebensbereichen. Zweitens, diese dauerhafte Zufriedenheit wird erreicht, wenn in allen diesen Bereichen über einen längeren Zeitraum hinweg mehr angenehme als unangenehme Gefühle erzeugt werden. Drittens, angenehme Gefühle werden nicht nur, aber besonders stark durch extrovertierte Charakteristika ausgelöst.« Ich nickte zustimmend. Felix fuhr dann fort: »Wenn die Extrovertiertheit so eine zentrale Rolle spielt, wie sieht denn ein extrovertiertes Leben konkret aus? Was sind die Schwerpunkte, was ist besonders wichtig?«

Erste Schritte zum Glück/zur Zufriedenheit

Das 500-Puzzleteile-Bild

Meine erste, noch ziemlich allgemeine Antwort auf Felix' Frage war: »Je reichhaltiger und abwechslungsreicher dein Leben ist, desto wahrscheinlicher ist es, zufriedener zu sein. Außerdem kannst du Schicksalsschläge besser verkraften. Du kannst dir das symbolisch durch das »500-Puzzleteile-Bild« vor Augen halten und verdeutlichen. Stell dir dein Leben als Bild vor, das aus Puzzleteilen besteht. Jedes einzelne Puzzleteil steht für einen Aspekt deines Lebens. Wenn du dich regelmäßig einmal die Woche mit einem Freund zum Tennisspielen triffst, sind das zwei Puzzleteile. Einmal das Ereignis an sich (Tennisspielen) und zum Zweiten der Freund. In diesem Sinne durchforstest du alle Aspekte deines Lebens und identifizierst entsprechende Puzzleteile: Deinen Beruf und das Umfeld dazu, Hobbys, deine Lebenspartnerschaft, Kinder, Eltern, Geschwister, Freunde, Klubmitgliedschaften, Haustiere, deinen Urlaub, Nachbarschaften, kurzum alles, was irgendeine Bedeutung in deinem Leben hat, und sei es noch so unscheinbar und klein. Je nach Bedeutung und Intensität des jeweiligen Aspekts für dein Leben sind die Puzzleteile unterschiedlich groß und tragen entsprechend mehr oder weniger zu deinem Lebensgefühl bei. Je mehr Puzzleteile in deinem Leben vorkommen, desto interessanter, spannender, abwechslungsreicher, extrovertierter ist es. Gleichzeitig bedeuten viele Puzzleteile nicht automatisch größere Zufriedenheit. Vielmehr kommt es darauf an, wie du die einzelnen Puzzleteile, den entsprechenden Bereich deines Lebens, gestaltest. Positiv, mit möglichst vielen angenehmen Empfindungen oder negativ, mit unangenehmen. Du hattest z. B. bisher großen Spaß daran, zusammen mit fünf anderen Personen das zweijährige Abiturientreffen zu organisieren. Das hat bisher immer wunderbar geklappt. Inzwischen hat sich aber die Zusammensetzung des Gremiums geändert und die Zusammenarbeit ist durch Spannungen und Streit belastet. An den Treffen nimmst du nur noch widerwillig teil. In dem meistens großen Puzzleteil des Arbeitsumfelds hast du einen neuen Chef bekommen. Im Gegensatz zu dem bisherigen erfährst du von ihm keinerlei Wertschätzung, weshalb du nur noch mit unguten Gefühlen zur Arbeit gehst. Zwei deiner Puzzleteile sind deshalb negativ besetzt und reduzieren deine Zufriedenheit. Du solltest generell versuchen, alle negativen Puzzleteile so zu bearbeiten, dass sie positiv werden. Gelingt das nicht, empfiehlt es sich zu prüfen, ob du diese Puzzleteile abstoßen kannst. Wie man die einzelnen Puzzleteile (Lebensbereiche) möglichst positiv gestaltet, werden wir später näher betrachten.

Ein weiterer Aspekt möglichst vieler Puzzleteile ist, dass sie dein Leben nicht nur grundsätzlich interessanter machen, sondern dich gleichzeitig davor schützen, bei einem Rückschlag völlig aus der Bahn geworfen zu werden. Wenn du mit 500 Puzzleteilen lebst, ist es keine so große Katastrophe, wenn einzelne Puzzleteile wegbrechen. Es entsteht zwar eine Lücke im Bild und der Verlust eines großen Puzzleteils kann durchaus sehr schmerzhaft sein. Trotzdem ist das Bild (dein Leben) nicht völlig aus den Fugen und noch klar zu erkennen. Mit anderen Worten: Du hast zwar einen Verlust zu beklagen (ein Puzzleteil), aber du hast viele Hilfsmittel (499 andere Puzzleteile), um darüber hinwegzukommen. Lebst du dagegen nur mit relativ wenigen Puzzleteilen, wiegt der Verlust eines oder mehrerer Teile ungleich schwerer. Nehmen wir z. B. einen Workaholic, jemand, der sein Leben hauptsächlich auf die Arbeit ausrichtet. Er hat möglicherweise eine Familie, aber sein Lebensinhalt ist die Arbeit. Daneben gibt es nichts, keine Passionen, gar nichts. Im Wesentlichen hat er zwei Puzzleteile: die Arbeit und die Familie. Wenn er in den Ruhestand tritt, wird er voraussichtlich in ein tiefes Loch fallen. Eines seiner nur zwei Puzzleteile fällt weg. Die Wahrscheinlichkeit ist hoch, dass dieser Mensch in eine Depression verfällt oder sogar relativ schnell stirbt, weil ihm sein Leben leer und sinnlos erscheint. Auch deshalb sollte dein Leben generell aus möglichst vielen positiv gestalteten Puzzleteilen bestehen. Du wirst dadurch wahrscheinlich glücklicher/zufriedener sein und bist besser gegen Rückschläge geschützt.«

Dankbarkeit

Ich fuhr fort: »Daneben gibt es einen weiteren einfachen Weg, um möglichst viele angenehme Empfindungen zu produzieren, nämlich **Dankbarkeit.** Sie sorgt dafür, dass wir uns wohler fühlen und eine positivere Lebenseinstellung gewinnen. Achte mehr auf die kleinen Dinge des täglichen Glücks. Dass du dir einen Espresso gönnen kannst, einen Blumenstrauß gepflückt hast, einen Arbeitsplatz, ein Dach über dem Kopf und jeden Tag genügend zu essen hast. Dass du gesund bist, Freunde hast, ins Theater gehen konntest, eine gefährliche Verkehrssituation gut ausgegangen ist usw. Die meisten dieser Dinge nehmen wir als selbstverständlich hin. Ein Blick über den Tellerrand hinaus zeigt jedoch, dass viele Menschen diese scheinbaren Selbstverständlichkeiten nicht haben. Um dein Zufriedenheitsniveau zu steigern, empfehle ich dir, in bestimmten Zeitabständen aufzuschreiben, für was du in letzter Zeit dankbar warst. Du könntest dir das z. B. täglich, zweitäglich oder mindestens wöchentlich vornehmen. Schaffe dir ein Notizbuch an und schreibe abends auf, für was du an diesem Tag dankbar warst. Das schriftliche Festhalten deiner Dankbarkeit(en) ist wichtig, um es in deinem (Unter-)Bewusstsein fest zu verankern. Du kannst ein festes, gemütliches Ritual daraus machen. Lege eine bestimmte Uhrzeit fest, an der du deine Dankbarkeit(en) im Buch festhältst. Sobald dir das zur liebgewonnenen Angewohnheit geworden ist, wirst du merken, wie du dadurch etwas heiterer, gelassener, positiver, entspannter, einfach zufriedener wirst. Dankbarkeit ist ein Mosaikstein in dem Gesamtbild Glück/Zufriedenheit.

Ergänzen und verstärken kannst du dieses Ritual dadurch, dass du anderen Menschen für das, was sie tun, ausdrücklich dankst. Das Tun dieser

Menschen kann sich indirekt oder direkt auf dich beziehen: Das Praxisteam beim Arzt schafft allgemein eine entspannte, heitere Atmosphäre und macht dir die Wartezeit dadurch angenehmer, ein Autofahrer lässt dir die Vorfahrt, Polizisten sorgen im Stadion dafür, dass es zu keinen Gewalttätigkeiten kommt, einige Nachbarn organisieren in deinem Wohngebiet ein Straßenfest, in der Schlange im Supermarkt lässt dich jemand vor, auf der Straße grüßt dich jemand freundlich. Sprich diesen Menschen gegenüber einfach mal deinen Dank dafür aus, was sie tun. Du wirst erleben, wie ein Lächeln über deren Gesichter huscht und du selbst ein Glücks- und Zufriedenheitsgefühl verspürst.«

Das Sahnehäubchen

Schließlich hatte ich noch ein drittes Rezept für Felix parat, wie man auf ganz einfache Weise angenehme Empfindungen produzieren kann: »Nimm dir vor, an jedem einzelnen Tag deines Lebens ein **Sahnehäubchen** in deinen Tagesablauf einzubauen. Irgendetwas Schönes, was dir Freude bereitet, was angenehme Empfindungen in dir auslöst. Gewöhne dir an, gleich morgens nach dem Aufstehen festzulegen, was an diesem Tag dein Sahnehäubchen sein wird. Selbst an hektischen Tagen voller Termine, Arbeit und Verpflichtungen darf dein Sahnehäubchen nicht ausfallen. Das Sahnehäubchen kann alles Mögliche sein, alles, was dir gefällt, Spaß bereitet und angenehme Empfindungen auslöst. Ein Kino-/Theater-/Konzertbesuch, ein Essen im Freundeskreis, eine Feier, ein Spaziergang, der Besuch im Fitness-Studio, ein Glas Wein auf dem Balkon, ein Musikstück hören, zehn Minuten die Sonne genießen usw. Auch für vollgepackte Tage, an denen kaum Zeit für irgendetwas ist, solltest du ein kurzes **Notfall-Sahnehäubchen** in petto haben. Denn auch an solchen Tagen darf dein Vergnügen nicht ausfallen. Mein Notfallsahnehäubchen ist seit mehr als vierzig Jahren ein Espresso. Selbst an turbulenten Tagen, wenn nichts ging, habe ich mich immer für kurze Zeit zurückgezogen, um meinen Espresso zu genießen und dabei völlig abzuschalten. Fange gleich morgen früh an und lege dein Sahnehäubchen für morgen fest und überlege auch schon, was dein Notfallsahnehäubchen ist.«

Bei Felix machten sich inzwischen leichte Ermüdungserscheinungen bemerkbar. Da inzwischen die Vögel schon anfingen zu zwitschern und sich auch bei mir erste Konditionsschwierigkeiten bemerkbar machten, beendeten wir für diesen Abend unser Gespräch.

Das Vier-Ebenen-Modell

Drei Wochen später, diesmal zu Hause bei Felix. Nach köstlichen Spaghetti Carbonara griff er das Thema wieder auf: »Aus unserem letzten Gespräch habe ich bereits die Erkenntnis gewonnen, dass man sein Leben möglichst extrovertiert gestalten, regelmäßig Dankbarkeiten aufschreiben und sich täglich ein Sahnehäubchen gönnen sollte, um über viele angenehme Empfindungen den Zustand der Zufriedenheit und damit des Glücks zu steigern. So weit, so gut. Hast du damit dein Pulver verschossen oder gibt es noch weitere Maßnahmen, die mir zu mehr Glück/Zufriedenheit verhelfen könnten?« »Ja, die gibt es. Der Weg zu einem insgesamt zufriedeneren Leben führt über das **Vier-Ebenen-Modell.** Die von dir eben schon genannten drei Punkte sind Teile dieses Modells und darin verwoben. Ziel ist es, alle vier Ebenen des Modells positiv zu gestalten und zu harmonisieren.« »Vier-Ebenen-Modell? Habe ich noch nie gehört. Was meinst du damit?«, murmelte Felix.

Wir verlassen jetzt für eine Weile das Gespräch mit Felix und schauen uns losgelöst davon die vier Ebenen des Modells an.

- Die erste und wichtigste Ebene ist: **Sie selbst.**
- Die zweite Ebene ist: **Ihre Beziehung zum Lebenspartner.**
- Die dritte Ebene ist: **Ihre Beziehung zu Ihren Kindern.**
- Die vierte Ebene ist: **Ihre Beziehung(en) zum Rest der Welt,** zu allen anderen Menschen um Sie herum, z. B. zu Eltern, Geschwistern, Freunden, Nachbarn, Arbeitskollegen usw.

Ob Ebene zwei und/oder drei für Sie relevant sind, hängt natürlich von Ihren aktuellen individuellen Lebensumständen ab. Für kinderlose Singles sind deshalb (vorerst) nur die erste und die vierte Ebene von Relevanz. Das kann sich natürlich im weiteren Lebenslauf ändern. Die Aufgabenstellung besteht jetzt darin, alle Ebenen in ein ausgewogenes Verhältnis zueinander zu bringen. Jede Ebene ist für das Zufriedenheitsgefühl wichtig. Deshalb muss jede Ebene ständig gepflegt werden, idealerweise gleichgewichtig. Naturgemäß wird es Phasen im Leben geben, in denen man sich intensiver um eine oder zwei der Ebenen kümmern muss. Wird man z. B. Eltern, wird in der ersten Zeit nach der Geburt das Schwergewicht auf der Beziehung zu dem Kind und dem Lebenspartner liegen. Unter allen Umständen sollten Sie jedoch vermeiden, eine oder mehrere Ebenen über einen längeren Zeitraum hinweg überhaupt nicht zu pflegen. Dadurch würden Sie Ihre Zufriedenheit stark gefährden. Auch beispielsweise nach der Geburt eines Kindes ist es wichtig, neben den Beziehungen zu Kind und Partner sich selbst (Ebene 1) und die Beziehungen zur Außenwelt (Ebene 4) zu pflegen. Das gilt naturgemäß für beide Elternteile. Wichtig ist, dass auf keiner der vier Ebenen für längere Zeit Stillstand herrscht. Die überragende Voraussetzung für ein zufriedenes Leben ist somit, **dass alle vier Ebenen ständig gleichzeitig gepflegt werden.**

Die erste und wichtigste Ebene: Sie selbst

Eigenverantwortung und Selbstreflexion

Für Ihr Glück/Zufriedenheit oder Unglück/Unzufriedenheit sind ausschließlich Sie selbst verantwortlich. Das Sprichwort *Jeder ist seines Glückes (oder Unglücks) Schmied* bringt diesen Sachverhalt genau auf den Punkt. Aussagen wie *Du hast mich in mein Unglück gestürzt* oder *Du stehst meinem Glück im Weg* sind untaugliche Versuche, die Eigenverantwortung für das persönliche Unglück/ die Unzufriedenheit auf andere abzuwälzen. Natürlich wird Ihr Zufriedenheitsgefühl laufend von anderen Personen positiv oder negativ beeinflusst. Besonders die negativen äußeren Einflüsse dienen dann oft dazu, die Gründe für die eigene Unzufriedenheit bei anderen zu suchen. Verlässt Sie z. B. Ihr Lebenspartner, werden Sie äußerst unangenehme Empfindungen haben, besonders wenn Sie der verlassene Partner sind. Es liegt aber in Ihrer Hand, wie Sie mit der Situation umgehen. Sie können der verlorenen Partnerschaft ewig hinterhertrauern und lamentieren, Ihr Partner habe Sie ins Unglück gestürzt oder Sie schauen nach vorne und nehmen Ihr Leben neu in die Hand. Es liegt alleine in Ihrer Verantwortung, negative Ereignisse zu verarbeiten und sich Ihre Zufriedenheit immer wieder neu selbst zu erarbeiten. Der erste, unbedingt erforderliche Schritt auf Ihrem Weg zum Glück/zur Zufriedenheit ist deshalb, **Ihre Eigenverantwortung zu verinnerlichen und zu akzeptieren.** Das bedeutet, es ab sofort zu unterlassen, die Schuld für Ihre (unbefriedigende) Situation anderen Menschen, Ihrem verständnislosen Lebenspartner, Ihren strengen Eltern, Ihrem tyrannischen Chef, Ihren launischen Freunden, dem Schicksal, den Sternen, Gott oder sonst irgendjemandem in die Schuhe zu schieben. Besonders beliebte Versuche, die Eigenverantwortung abzuwälzen, sind Hinweise auf die eigenen besonders misslichen Lebensumstände, die harten Jugendjahre, die strenge Erziehung oder auch das zerrüttete Familienleben der Eltern. Ja, die Einflüsse durch Elternhaus, Schule und das soziale Umfeld prägen den Menschen mit. Aber sie hindern niemanden daran, sein Leben selbst in die Hand zu nehmen und nach den eigenen Vorstellungen zu gestalten. **Sie und nur Sie herrschen über Ihr Leben und Sie und nur Sie alleine sind dafür selbst verantwortlich.**

Wenn Sie nach diesem Schock keinen Sündenbock mehr für Ihre Unzufriedenheit haben, landen Sie konsequenterweise bei sich selbst. Räumen Sie jetzt bei sich selbst auf. Hinterfragen Sie alle Facetten und Aspekte Ihrer Persönlichkeit und Ihres Lebens. Dabei ist es wichtig, dass Sie ehrlich mit sich selbst sind. **Vor allem,** bitte ignorieren Sie die Meinungen anderer über Ihre Person. Es ist völlig unwichtig, was andere über Sie denken. Bei der ersten Ebene geht es ausschließlich um Sie selbst und was Sie selbst von sich halten. **Was stört Sie** an Ihrer Person und Ihrem Lebensstil, **was finden Sie gut** an sich? Oft höre ich an dieser Stelle den Einwand: »Aber ich kann doch nicht nur an mich denken. Ich lebe nicht alleine auf der Welt. Ich muss auch an die anderen denken. Sonst bin ich ein Egoist! Und das ist das Letzte, was ich sein möchte!« Natürlich sind Sie nicht alleine auf der Welt. Alle Ihre Entscheidungen, Handlungen und Taten wirken auch auf Ihr Umfeld und führen zu Reaktionen dieses Umfeldes. Wie diese Wirkung ausfällt, hängt jedoch maßgeblich davon ab, wie klar Sie für sich selbst Ihre Persönlichkeit erkennen und Ihr Leben gestalten. Das hat mit Egoismus absolut nichts zu tun. Es ist Ihr Leben und Sie definieren für sich, nach welchen Werten und Ideen Sie dieses Leben gestalten und leben möchten. Jetzt und hier an dieser Stelle ist es deshalb essenziell, dass Sie zunächst Ihr gesamtes Umfeld ausblenden. Auf Ihre Wirkung auf den Rest der Welt werden wir dann später bei der Besprechung der Ebenen 2–4 detailliert eingehen. Die erste unabdingbare Voraussetzung dafür, dass Sie glücklicher/zufriedener werden, ist somit, dass Sie zunächst **mit sich selbst ins Reine kommen.** Legen Sie also los: Leuchten Sie alle Ecken Ihres Lebens aus. Sie unterliegen keinerlei Beschränkungen oder Denkverboten. Nehmen Sie sich Zeit. Eine ehrliche Bestandsaufnahme von sich selbst ist erfahrungsgemäß nicht innerhalb weniger Stunden erledigt. Wahrscheinlich werden Sie dabei auch einige schmerzliche Erkenntnisse gewinnen, weil Sie sich bisher womöglich selbst etwas vorgemacht haben. Erstellen Sie eine Soll-Ist-Analyse für alle Aspekte Ihrer Persönlichkeit und Ihres Lebens. Ordnen Sie jeden Aspekt (siehe das 500-Puzzleteile-Bild) einer der sieben Zufriedenheitsstufen (sehr zufrieden / zufrieden / ziemlich zufrieden / neutral (weder zufrieden noch unzufrieden) / ziemlich unzufrieden / unzufrieden / sehr unzufrieden) zu, verbunden mit einer Note von 1 (sehr zufrieden) bis 7 (sehr unzufrieden). Mindestens bei jedem Aspekt, dem Sie die Noten 5–7 geben, evtl. auch noch die Note 4, sollten Sie überlegen, was Sie tun müssten, um diese Aspekte Ihres Lebens aus dem Bereich unzufrieden in den Bereich zufrieden zu bringen.

Falls Sie jetzt nicht so recht wissen, wie Sie praktisch vorgehen sollen, schauen wir uns einfach etwas näher an, was Sie bei Ihrer Selbstanalyse hinterfragen könnten. Stellen Sie alle Aspekte Ihrer Persönlichkeit und Ihres Umfelds auf den Prüfstand, z. B. Ihre Lebenseinstellungen, Lifestyle, Charakterzüge, Ihr Aussehen, Ihre Wohnsituation, Freundschaften, berufliches Umfeld und auch Ihre Lebenspartnerschaft. Wo stört Sie etwas, fühlen Sie sich nicht richtig wohl, sind Sie unzufrieden? Welche Punkte für Sie eine Rolle spielen, hängt natürlich maßgebend von Ihrem Alter ab und in welcher Lebensphase Sie sich gerade befinden. Mit jedem Lebensjahrzehnt gehen Veränderungen einher, werden neue Dinge wichtig, frühere verlieren an Bedeutung, Ihre Sichtweisen ändern sich. Entsprechend können sich auch Eckpunkte der Lebensplanung mehrmals im Leben ändern. Mit 20 haben Sie sich entschieden, beruflich ins Bankenwesen einzusteigen. Das war damals ein Eckpunkt Ihrer Lebensplanung. Jetzt sind Sie 45 und stellen bei Ihrer Analyse fest, dass Sie mit Ihrem Berufsleben total unzufrieden sind. Dann könnten Sie ins Auge fassen, den Job oder gar den Beruf zu wechseln. Mit 20 wollten Sie keine Kinder haben, jetzt mit 35 hat sich auch das vielleicht geändert. Wie passt das zu Ihrer derzeitigen Situation, was müssten Sie ändern? Sie sind 65 und gerade in den Ruhestand eingetreten. Wie wollen Sie die völlig neue Situation zukünftig gestalten?

Ihre Analyse bezieht sich immer auf Ihre heutige Situation, egal wie alt Sie sind, und ist immer zukunftsgerichtet. Lassen Sie die Vergangenheit außen vor. Wo sind Sie **jetzt** mit Ihrer aktuellen Lebenssituation unzufrieden und wie wollen Sie das in den vor Ihnen liegenden Jahren verändern?

Bei Ihrer Selbstanalyse könnten Sie auch die Ergebnisse der Glücksforschung berücksichtigen. Wie schon erwähnt ist eine der Erkenntnisse, dass bestimmte Persönlichkeitsmerkmale und Verhaltensmuster bei glücklichen bzw. unglücklichen Menschen besonders oft vorkommen. So weisen extrovertierte Charakteristika eher auf glückliche Menschen und introvertierte eher auf unglückliche hin. Es liegt deshalb nahe, Ihre Persönlichkeit dahingehend zu hinterfragen, inwieweit diese Glücks- bzw. Unglücksbringer bei Ihnen vorhanden sind. In der folgenden Übersicht sind einige der relevanten Merkmale und Muster dargestellt.

Eher glücklich	Eher unglücklich
Nicht ängstlich	Ängstlich
Kontaktfreudig	Zurückgezogen
Konfliktfähig	Nicht konfliktfähig
Unbekümmert, locker	Sorgenvoll, grübelnd
Beschwingt, heiter	Unnahbar, kühl
Belastbar	Launisch, reizbar, empfindlich
Emotional	Sachlich
Wagemutig	Risikoscheu
Passionen	Keine Passionen
Freundeskreis	Kein Freundeskreis
Familiäre Bindungen	Keine familiären Bindungen
Lebenspartnerschaft	Keine Lebenspartnerschaft
Gutes Berufsumfeld	Schlechtes Berufsumfeld

Wenn Sie z. B. feststellen, dass Sie Konflikten regelmäßig aus dem Weg gehen, wäre das ein Aspekt Ihrer Persönlichkeit, an dem Sie arbeiten könnten, um Ihr Zufriedenheitsniveau deutlich zu steigern. Weitere Tipps und Hinweise zur Selbstanalyse werden in großem Umfang am Markt angeboten. So kann ich Ihnen z. B. »Das große Buch der Selbstreflexion« von Lena Kuhlmann und Jan Lenarz, 2. Auflage 2023, erschienen im »Ein guter Verlag«, empfehlen. Damit können Sie fast alle Facetten Ihrer Persönlichkeit auf spielerische Art erforschen.

Die Nicht Verhandelbaren Positionen

Es ist von größter Wichtigkeit, bei Ihrer Selbstreflexion jeden Aspekt Ihrer Persönlichkeit einer der drei folgenden Gruppen zuzuordnen:

Nicht Verhandelbar: Das ist die wichtigste Gruppe. Hierher gehört alles, was für Sie **aktuell, für Ihr zukünftiges Leben** extrem wichtig ist, was Sie **auf keinen Fall** aufgeben oder verändern wollen. Das sind, ausgehend von

Ihrer jetzigen Lebensphase, besonders die zukünftigen Lebensplanungs-Eckpunkte und Grundüberzeugungen, z. B. will ich heiraten/Kinder haben/Berufsleben/wo und wie will ich leben/wie will ich mein Rentendasein gestalten usw.). Ebenso bestimmte Verhaltensweisen und Lebenseinstellungen (Können Sie sich z. B. als Veganer eine Lebenspartnerschaft mit einem Fleischesser oder umgekehrt vorstellen?). Unbedingt gehören auch Ihre Passionen hierher (dazu später mehr). Die Summe **der Nicht Verhandelbaren Positionen** ergibt Ihre aktuelle Persönlichkeit. Deshalb ist es am wichtigsten, dass Sie sich über diese Gruppe ein klares und eindeutiges Bild machen. Es sind die Kernpunkte Ihrer Person, Ihres »Ichs«, die Sie **auf keinen Fall** für Ihren Lebenspartner, die Kinder, die Familie, Ihre Freunde oder auch Ihr berufliches Umfeld aufgeben werden.

Verhandelbar: Hierher gehört alles, was für Sie zwar einen gewissen Wert hat, aber durchaus Verhandlungsmasse für Kompromisse sein kann. Beispielsweise lieben Sie es, Ihren Urlaub am Meer zu verbringen, Ihr Lebenspartner dagegen in den Bergen. Hier könnte sich als Kompromiss anbieten, die Urlaube jährlich im Wechsel am Meer bzw. in den Bergen zu verbringen. Es steht der Kauf eines neuen Autos an und es gilt die Ausstattung zu konfigurieren. Ihr Glück hängt wahrscheinlich nicht davon ab, ob die Sitze aus Leder oder Stoff sind oder welche Marke das Auto haben soll

Unwichtig: Hierher gehört alles, was zwar in Ihrem Leben vorkommt, aber für Sie letztlich keine größere Bedeutung hat. Es bedarf keiner gesonderten Definition dieser Gruppe. Es ist einfach alles, was nicht in den ersten beiden Gruppen erwähnt ist.

Wenn wir später Ihre Beziehungen zu Ihrer Umwelt, die Ebenen 2 bis 4, besprechen, ist es wichtig, zu wissen, welche Aspekte Ihrer Persönlichkeit zu welcher der drei Gruppen gehören. Beziehungen funktionieren nur über Kompromisse. Die Aspekte Ihrer Persönlichkeit in der Gruppe **Nicht Verhandelbar** scheiden jedoch für Kompromisse aus. Wenn Ihnen nicht eindeutig klar ist, welche Aspekte zu dieser Gruppe gehören, gefährden Sie mittel- und langfristig ziemlich sicher Ihr Glück. Dann nämlich, wenn Sie sich bei diesen nicht verhandelbaren Aspekten dennoch auf Kompromisse einlassen. Deshalb möchte ich Sie schon an dieser Stelle darauf aufmerksam machen, dass es für Ihre Beziehungen zur Umwelt (Ebenen 2 bis 4) erforderlich sein wird, **Ihre Nicht Verhandelbaren Positionen** gegenüber anderen, insbesondere Ihrer Lebenspartnerschaft, auch zu verteidigen. Dazu müssen Sie konfliktfähig sein, d. h. in der Lage, Ihre Meinungen und Ansichten zu äußern und auch durchzusetzen. Bei der Besprechung der Ebenen 2 bis 4 werden wir das noch näher beleuchten.

Betrachten wir zwei Aspekte, die auf jeden Fall in die Gruppe **Nicht Verhandelbar** gehören:

Kinderwunsch

Ihre Einstellung zu der Frage, ob Sie Kinder haben möchten, spielt eine zentrale Rolle, weil Personen betroffen sind (die Kinder), die sich nicht selbst dazu äußern und wehren können. Sie werden nicht gefragt, ob sie auf die Welt kommen wollen. Deshalb sollten Sie auf keinen Fall Kinder in die Welt setzen, wenn Sie sich diesbezüglich nicht absolut sicher sind. Mögliche Probleme werden sonst auf dem Rücken der (unschuldigen) Kinder ausgetragen. Bitte beschäftigen Sie sich deshalb besonders intensiv damit, ob Sie Kinder haben möchten oder nicht. Es sei denn, es spielt altersbedingt oder aus sonstigen Gründen keine Rolle für Sie.

Passionen

Eine weitere wichtige Facette Ihrer Persönlichkeit, die zur Gruppe Nicht Verhandelbar gehört, sind Ihre **Passionen.** Wenn ich einen Menschen besser kennenlernen möchte, frage ich ihn gerne nach seinen Vorlieben. Früher habe ich dann nach seinen Hobbys gefragt. Davon bin ich inzwischen abgekommen und frage jetzt stattdessen nach seinen Passionen. Was ist der Unterschied? Ein Hobby ist etwas, was man gerne, möglicherweise sogar sehr gerne macht, was einem Spaß bereitet. In einem Hobby geht man aber nicht völlig auf. Dagegen ist eine Passion eine Herzensangelegenheit, sie erfüllt den ganzen Menschen. Wenn man einer Passion nachgeht, blüht man förmlich auf, man versinkt in ihr, sie lenkt vom Rest der Welt ab. Eine Passion kann alles Mögliche sein, selbst eine scheinbar so trockene und langweilige Angelegenheit wie Briefmarken sammeln. Neulich antwortete mir jemand auf meine Frage nach seinen Passionen: »Ich gehe gerne ins Kino.« Das weitere Nachfragen ergab dann, dass er, wenn es klappt, im Schnitt einmal im Monat ins Kino gehe, am besten in eine Komödie. Ansonsten beschäftige er sich nicht weiter damit. Da war mir klar, dass das bestenfalls sein Hobby ist. Dagegen hätte er bei einer Passion vielleicht berichtet: »Ich verfolge laufend, welche Filme gerade produziert werden. Jede Woche suche ich mir zwei Filme aus, die ich mir ansehe. Anschließend diskutiere ich mit anderen darüber. Ich habe eine Sammlung, die aktuell bereits 87 Filme umfasst, und zu Hause verfüge ich über ein kleines Heimkino, in dem ich für Freunde Filmabende veranstalte.« Das ist dann wahrscheinlich eine Passion. Ob Sie tatsächlich eine Passion haben, können nur Sie selbst beurteilen. Niemand kann in Sie hineinsehen, wie stark Sie von einer Sache fasziniert sind. Für einen Außenstehenden kann es allenfalls ein Hinweis auf eine Passion sein, wenn Sie von etwas mit großer Begeisterung erzählen. Ein Beweis ist das nicht, denn ich kann von allem Möglichen enthusiastisch erzählen, ohne dass ich das unbedingt als eine Passion bezeichnen würde. Dagegen könnte ein introvertierter Mensch vielleicht kaum etwas von seiner Passion erzählen, obwohl er möglicherweise sogar mehrere davon hat.

Ein wesentliches Merkmal einer Passion ist, dass sie unabhängig von anderen Menschen ist. Zwar ist es schön und erfreut Sie, wenn sich auch andere für Ihre Passion interessieren oder sie sogar mit Ihnen teilen. Aber Sie können sie auch voll und ganz ohne Einschränkungen nur für sich alleine genießen. Es ist völlig egal, wie Ihr Umfeld Ihre Passion bewertet oder dafür überhaupt etwas übrighat. Deshalb können Ihre Beziehungen wie Ihre Lebenspartnerschaft, Ihre Familie oder Ihre Freundschaften niemals eine Passion sein, denn sie hängen von dem gegenseitigen Umgang miteinander ab. Natürlich bedeutet das nicht, dass diese Beziehungen für Sie weniger bedeutsam wären als Ihre Passionen. Vielmehr müssen Ihre Passionen in Ihre Beziehungen, besonders in Ihre Lebenspartnerschaft, eingebettet und integriert sein. Da Passionen oft zeitintensiv sind, spielt dabei speziell der zeitliche Aspekt eine besondere Rolle. Was generell bei der Harmonisierung Ihrer Passionen mit Ihren Beziehungen zu beachten ist, werden wir später bei der Besprechung der Ebenen 2 bis 4 näher betrachten. Hier ist jedoch festzuhalten, dass Ihre Passionen nur Ihnen gehören und völlig unabhängig von der Bewertung durch Ihr Umfeld sind.

Eine oder besser mehrere Passionen zu haben, führt zu einer deutlichen Erhöhung der Wahrscheinlichkeit, dass Sie zufrieden(er) werden. Bei der Selbstanalyse Ihrer Persönlichkeit ist es deshalb ein wichtiger Punkt festzustellen, ob Sie schon eine Passion oder sogar mehrere haben. Wenn nicht, sollten Sie sich mit der Frage beschäftigen, was für Sie eine Passion werden könnte und wie Sie diese in der nahen Zukunft entwickeln möchten. Ihre Passion(en) gehören auf jeden Fall zu der Gruppe der Nicht Verhandelbaren Positionen, d. h., Sie werden sie auf keinen Fall für andere Personen aufgeben.

Wir kehren zu Felix zurück, der die ganze Zeit aufmerksam zugehört hatte und jetzt fragte: »Nehmen wir einmal an, ich hätte meine Hausaufgaben gemacht und meine Selbstanalyse abgeschlossen. Ich hätte auch alle Aspekte den drei Gruppen zugeordnet, insbesondere wäre mir klar, was in die Gruppe Nicht Verhandelbar gehört. Jetzt möchte ich einige meiner Verhaltensweisen und Charakterzüge, die mir nicht mehr gefallen, mit denen ich unzufrieden bin, verändern. Gibt es denn unter den negativen Verhaltensmustern einige besonders bedeutsame Unglücksbringer, auf die ich mich zuerst konzentrieren sollte, falls einige davon auf meiner Liste auftauchen? Oder ist es egal, womit ich anfange?« Gute Frage, dachte ich: »Ja, es gibt Schwergewichte, die unserem Glück besonders im Wege stehen und die man deshalb vorrangig angehen sollte.« Betrachten wir also die besonders gefährlichen Unglücksbringer etwas näher.

Angst

Angsttypen

Von besonderer Bedeutung ist **Angst**, denn sie ist der größte Feind angenehmer Empfindungen. Der enge Verbündete der Angst ist **sich sorgen.** Wenn ich im Folgenden von Angst spreche, meine ich immer beide Varianten. Angst- und sorgegeplagte Menschen sind meistens nicht glücklich. Wie kann man also diesen Plagegeistern am besten auf die Pelle rücken? Um Missverständnisse zu vermeiden, ist es hilfreich, zunächst die verschiedenen Arten von Angst zu unterscheiden. Die **Urangst** ist jedem Menschen angeboren. Sie ist fest in unserem Gehirn verwurzelt. Es ist die Angst vor dem Tod und vor Schmerzen. Sie verhindert, dass wir einfach unser Leben riskieren oder etwas tun, was mit Schmerzen verbunden sein könnte. So kostet es uns Überwindung, von einer steilen Klippe ins Meer zu springen oder etwa Fallschirmspringen zu praktizieren. Die **Warnangst** überkommt uns »bei Bedarf« automatisch und ist ebenfalls in unserem Gehirn verwurzelt. Sie befällt uns, wenn reale, objektiv existierende Gefahren auftauchen. Ein Auto rast auf Sie zu oder jemand bedroht Sie mit einer Waffe. In solchen, meistens plötzlich auftauchenden Gefahrensituationen wird das ganze Körpersystem auf Alarm geschaltet: Adrenalin wird ausgeschüttet, die Atmung beschleunigt, wir schwitzen, der Blutdruck steigt, Muskeln werden angespannt. Alles wird darauf ausgerichtet, der Gefahrensituation zu entkommen. Unser Gehirn schaltet automatisch auf Totstellen, Kampf- oder Fluchtmodus. Die Ur- und die Warnangst sind von der Evolution zu unserem Schutz entwickelte automatisch ablaufende Mechanismen. Sie sind deshalb unsere Freunde, die uns vor Unheil bewahren. Sie stehen unserem Glück nicht im Weg, sondern sorgen im Gegenteil dafür, dass wir bestimmte Situationen unbeschadet überstehen. Neben diesen beiden Grundängsten existieren noch diverse andere Arten, z. B. Angst vor bestimmten Objekten (Spinnen), Situationsängste (Raumangst/Fliegen/Höhenangst), Ängste aufgrund psychischer Störungen oder auch Ängste wegen erlittener Traumata. Es würde den Rahmen dieses Buches sprengen, auf alle Arten von Ängsten näher einzugehen. Sollten Sie von einer dieser Ängste betroffen sein, empfehle ich Ihnen, professionelle Hilfe zu suchen, um sich davon zu befreien und die Chance zu erhöhen, wieder mehr angenehme Empfindungen zu erleben und damit Ihr Zufriedenheitsniveau zu steigern.

Die generelle Angst

Etwas näher betrachten möchte ich die ständig gegenwärtige **generelle Angst**, die das tägliche Leben eines Menschen beherrscht. Er ängstigt sich ständig übermäßig vor allem, z. B. vor Arbeitslosigkeit, Krankheiten, Unfällen, Prüfungen, dem Tod, einfach vor allem. Typisch für die generelle Angst ist, dass der als bedrohlich empfundene Sachverhalt tatsächlich eintreten könnte, dies jedoch in aller Regel unwahrscheinlich ist. In der Vorstellung des Betroffenen wird er jedoch so gut wie sicher eintreten und hat dadurch eine lähmende Wirkung. Letzten Endes ist diese Art der Angst ein Muster unseres Gehirns, eine mögliche Situation als übertrieben wahrscheinlich darzustellen. Wir fürchten uns vor etwas, was passieren könnte, aber so gut wie nie eintritt. Menschen, die unter diesem Angsttypus leiden, sind meistens pessimistisch eingestellt, sehen überall Probleme und Gefahren und fürchten regelmäßig, dass Situationen für sie schlecht ausgehen werden oder ihnen über den Kopf wachsen. Wenn ein Abendessen mit Freunden ansteht, wird die Vorfreude von der Angst überlagert, es könnte etwas schiefgehen. Das Essen könnte misslingen, es könnte ein alter Streit neu aufflammen. Bei einem Familienausflug könnte es eine Autopanne geben, man könnte die falsche Kleidung gewählt haben, im Ausflugslokal könnten alle Plätze belegt sein. Steht ein Vorstellungsgespräch an, wird das bestimmt in einer Absage enden. Wenn ein solcher Mensch Magenschmerzen hat, wird er sich das schlimmste Szenario ausmalen und glauben, dass es ein Krebstumor ist. Statt die Sache sofort zu klären, schlägt er sich wochenlang mit dieser Angstvorstellung herum, bis sich endlich nach einem Arztbesuch herausstellt, dass es sich um eine harmlose Reizung der Magenschleimhaut handelt. Die beruhigende Wirkung dieser Diagnose hält jedoch nur so lange an, bis es an einer anderen Körperstelle zwickt. Zu der generellen Angst gehören auch Verlustängste. Der soziale Status könnte gefährdet sein, der Partner könnte einen verlassen usw. Die generelle Angst steht Ihrem Glück massiv im Weg, denn sie verhindert, dass Sie Ihr Leben unbeschwert und frei genießen können. Angst produziert keine angenehmen Gefühle, sondern unangenehme. Die gute Nachricht ist, man kann sie bekämpfen und überwinden. Falls Sie unter irgendeiner Ausprägung der generellen Angst leiden, sollten Sie deshalb unbedingt etwas dagegen tun. Grundsätzlich empfehle ich bei Angstzuständen jeglicher Art, sich professionelle Hilfe bei einem Therapeuten zu holen. Allerdings kann es aktuell Monate dauern, bis man einen Therapieplatz bekommt. Deshalb schlage ich Ihnen einige Strategien zur Bekämpfung der generellen Angst vor, die Sie sofort eigenständig probieren können. Naturgemäß kann ich diese Strategien hier nur skizzieren. Wenn Sie detailliertere Informationen haben möchten, verweise ich Sie auf einschlägige Veröffentlichungen. Empfehlen kann ich Ihnen z. B. das Buch von Diplom-Psychologe Eskil Burck »ANGST – Was hilft wirklich gegen Angst und Panik?«. Darin finden Sie neben Erläuterungen zu den verschiedensten Ausprägungen der Angst und dem aktuellen Stand der Wissenschaft konkrete Methoden und Beispiele, was Sie gegen Ihre Angst tun können. Auch das Buch »Die 5 Schritte Methode zum Ängste überwinden« von Cosima Sieger finde ich sehr gut, besonders weil darin viele praktische Übungen aufgezeigt werden. Für die Bekämpfung der generellen Angst kommen insbesondere folgende therapeutisch erprobte Methoden in Betracht:

Wege zur Angstbekämpfung

Wenn-Dann-Strategie (Gezielte Aufmerksamkeitssteuerung)

Bei dieser Methode verschieben Sie Ihre Aufmerksamkeit weg von Ihrer Angst auf »etwas anderes« hin. Zur Erleichterung legen Sie schon im Vorhinein fest, was »das andere« ist, auf das Sie Ihre Aufmerksamkeit richten werden. Um die Strategie nutzen zu können, ist zunächst Üben angesagt. Im ersten Schritt trainieren Sie Ihre Konzentrationsfähigkeit. Beginnen Sie damit, sich bewusst für eine volle Minute auf irgendetwas, aber wirklich nur auf das, zu konzentrieren. Das kann alles sein, z. B. einen Text lesen, eine Pflanze betrachten, etwas essen usw. In dieser Minute muss Ihre volle Konzentration auf dieses irgendetwas gerichtet sein. Keine abschweifenden Gedanken, keine Unterhaltungen nebenbei, gar nichts daneben. Steigern Sie sich langsam auf zwei Minuten. Sie werden sehen, wie lange diese scheinbar kurze Zeit sein kann. Üben Sie so lange, bis Ihnen das mühelos gelingt. Im nächsten Schritt trainieren Sie den Aufmerksamkeitswechsel: Von der Konzentration auf eine Sache, z. B. eine Pflanze, wechseln Sie nach den zwei Minuten ohne Pause blitzartig, wiederum für zwei volle Minuten auf irgendetwas anderes, z. B. ein Bild. Auch das üben Sie so lange, bis es Ihnen in Fleisch und Blut über-gegangen ist. Jetzt beherrschen Sie die Grundlagen der Wenn-Dann-Strategie. Sobald Sie merken, Ängste oder Sorgen steigen in Ihnen auf, nehmen Sie **sofort** einen Aufmerksamkeitswechsel vor. Sie lenken Ihre Aufmerksamkeit umgehend weg von der Angst auf etwas anderes. Damit Sie in dem Moment, in dem Ihre Ängste aufsteigen, nicht erst noch überlegen müssen, wohin Sie Ihre Aufmerksamkeit lenken sollen, bereiten Sie sich darauf vor. Sie legen bereits jetzt fest, auf was Sie sich in diesem Moment konzentrieren werden. Da Ihre Ängste jederzeit aufsteigen können, muss Ihre alternative Zielauf-merksamkeit überall verfügbar sein. Es bieten sich deshalb Gedanken an, z. B. Erinnerungen an etwas Schönes. Vielleicht nehmen Sie ein Erlebnis in einem wunderschönen Urlaub. Trainieren Sie dann, sich mindestens zwei Minuten ausschließlich auf diese Erinnerung zu konzentrieren. Dann üben Sie den bereits trainierten Aufmerksamkeitswechsel von »Etwas« auf Ihre vorbestimmte Zielaufmerksamkeit, z. B. die Urlaubserinnerung. Ihre persön-liche Wenn-Dann-Strategie würde dann lauten: **Wenn** Ängste oder Sorgen in mir aufsteigen, **Dann** werde ich sofort an die bestimmte Urlaubssituation denken. Je öfter Sie diese Übung durchführen, desto weniger wird Ihr Gehirn Ihren Ängsten und Sorgen Aufmerksamkeit schenken.

Neubewertung der Sorgen und der Angst

Bei dieser Methode bewerten Sie Ihre Sorgen und Ängste neu. Sie hinter-fragen ganz bewusst, wie wahrscheinlich oder realistisch Ihre Einschätzung der Situation ist und setzen Ihrer negativen Bewertung eine positive ent-gegen. Sie haben Angst, dass Ihr Partner bei der Autofahrt einen Unfall haben wird. Er hat diese Fahrt schon x-mal unternommen und nie ist auch nur irgendetwas passiert. Außerdem liegt das statistische Risiko, bei einem Autounfall ums Leben zu kommen, weit unter 1 %. Es ist also sehr wahrscheinlich, ja fast sicher, dass auch diesmal nichts passieren wird. Deshalb setzen Sie jetzt Ihrer Angst die Vorfreude entgegen, dass Sie ein leckeres Abendessen vorbereiten, das Sie dann mit Ihrem Partner nach seiner Rückkehr genießen werden. Sie können dazu auch die oben erlernte Wenn-Dann-Strategie anwenden.

Dankbarkeit

Ich hatte die Dankbarkeit schon weiter oben als generellen Auslöser angenehmer Empfindungen vorgestellt. Als zusätzlicher Effekt lassen sich durch Dankbarkeit schwierige Situationen und Ängste auch noch besser meistern. Die Ängste werden nämlich durch die bewusste Kenntnisnahme der vielen guten Dinge, für die man dankbar ist, relativiert. Sie erscheinen im Vergleich nicht mehr ganz so furchterregend, weil einem klar wird, wie viele schöne und gute Dinge man doch hat. Führen Sie deshalb auch aus diesem Grund das schon oben beschriebene Ritual ein, regelmäßig Ihre Dankbarkeiten aufzuschreiben.

Spezialfall: Die Angst vor dem Tod

Im vermutlich von dem Theologen Reinhold Niebuhr (1892–1971) verfassten »Gelassenheitsgebet« heißt es:

Gott, gib mir die Gelassenheit, Dinge hinzunehmen, die ich nicht ändern kann, den Mut, Dinge zu ändern, die ich ändern kann, und die Weisheit, das eine vom anderen zu unterscheiden.

Darin kommt zum Ausdruck, dass man sich um Dinge, die man selbst nicht ändern kann, keine unnötigen Gedanken und Sorgen machen soll, weil es Zeit- und Energieverschwendung ist. Was aber, wenn man vor etwas Unveränderbarem dennoch Angst hat und die Gedanken oft um dieses

»Etwas« kreisen? Im Leben jedes Menschen gibt es zumindest ein unveränderbares Etwas: den eigenen Tod. Es ist todsicher und unausweichlich, dass er jeden Menschen ereilen wird. Wie kann man die Angst davor bekämpfen, loswerden? Eine erprobte Methode ist die **Konfrontation mit der Angst.** Dabei wird der Mensch mit dem angstauslösenden Objekt, z. B. einer Schlange, konfrontiert, er muss die Situation aushalten. Die Angst wird dadurch nach und nach abgebaut. Wie soll aber eine Konfrontation mit dem Tod stattfinden? Man könnte an Situationen denken, in denen der Tod hautnah vorkommt, präsent ist. Beispiele wären Beerdigungen, Mitarbeit in einem Hospiz, Besuch eines Schlachthofs. Um Ihre Angst dauerhaft abzubauen, müssen Sie sich jedoch nicht nur einmalig, sondern häufiger der Konfrontation aussetzen. Dazu sind die genannten Beispiele nicht geeignet, denn sie lassen sich nicht jederzeit reproduzieren. Ich schlage Ihnen deshalb eine **gedankliche Konfrontation** mit dem Tod vor. Verabreden Sie sich z. B. einmal wöchentlich an einem bestimmten Tag zu einer bestimmten Uhrzeit mit dem Tod zu einem gedanklichen Plauderstündchen. Stellen Sie sich vor, Sie treffen den Tod und sprechen mit ihm. Übernehmen Sie in diesem inneren Dialog beide Rollen. Bekennen Sie sich zu Ihrer Angst, bieten Sie dem Tod aber auch die Stirn. Das erste Gespräch könnte z. B. so anfangen: »Hallo Tod. Hier bin ich. Ich habe schreckliche Angst vor dir.« Darauf der Tod: »Damit bist du nicht alleine, das geht vielen Menschen so. Aber erzähl mir doch mal, was genau du so schrecklich an mir findest.« Sagen Sie dem Tod, warum genau Sie Angst vor ihm haben und überlegen, was er für Argumente bringen könnte, um Ihnen Ihre Angst zu nehmen. So könnte er vielleicht anführen, dass es bei ihm keine Schmerzen mehr gibt. Falls Sie religiös sind, könnte der Tod Ihnen auch positive Elemente Ihrer Religion vor Augen halten. Z. B., dass Sie doch eine unsterbliche Seele haben und nur Ihr Körper stirbt. Er, der Tod, begleitet Ihre Seele nur auf dem Weg in die Unendlichkeit. So entdecken Sie im Laufe Ihrer Treffen und Gespräche mit dem Tod möglicherweise viele positive Aspekte seiner Persönlichkeit. Je öfter Sie ihn treffen und mit ihm sprechen, desto geringer wird Ihre Angst vor ihm werden. Vielleicht wird er sogar ein guter Freund von Ihnen. Für diesen inneren Dialog ist es nicht erforderlich, aber falls Ihnen das hilft, können Sie bei dem Gespräch auch ein Bild/Foto anschauen, das den Tod darstellt. Vielleicht haben Sie schon so ein Bild zu Hause oder Sie suchen eines im Internet. Die Darstellung sollte möglichst einen sympathischen oder auch interessanten, vielleicht sogar heiteren Eindruck auf Sie machen, jedenfalls nicht abschreckend wirken. Oder Sie malen sich selbst ein Bild des Todes vor Ihrem geistigen Auge. Ich selbst finde den Umschlag des Buches »Angst vor Tod« von Suad Mustafic sehr heiter und in keiner Weise erschreckend. Dort sitzen drei Skelette nebeneinander, die sich, wie die drei Affen, Augen, Mund und Ohren zuhalten und dabei einen grinsenden Eindruck vermitteln. Dieses Bild würde ich vor mich hinlegen, wenn ich mit dem Tod spreche. Wenn in Zukunft die Angst vor dem Tod in Ihnen aufsteigt, können Sie Ihr wöchentliches Treffen mit ihm auch für einen Aufmerksamkeitswechsel und die Wenn-Dann-Methode verwenden: **Wenn** die Angst vor dem Tod in mir aufsteigt, **Dann** werde ich dem Tod sofort sagen, dass ich jetzt keine Zeit für ihn habe und alles bei unserem nächsten Treffen am Freitag mit ihm besprechen werde. Dann lenken Sie Ihre Aufmerksamkeit direkt auf etwas anderes, so wie Sie es oben einstudiert haben. So, jetzt wünsche ich Ihnen viel Spaß bei Ihrem wöchentlichen Rendezvous mit dem Tod. Sie werden selbst merken, wann Sie Ihre Angst überwunden haben und auf die Verabredungen verzichten können. Aber vielleicht wollen Sie sich ja trotzdem immer mal wieder mit ihm treffen und plaudern.

Konfliktunfähigkeit

Die Konfliktunfähigkeit ist ein weiterer großer Glückskiller, auf den ich später bei der Besprechung der Ebene 2 ausführlicher eingehen werde. Dieser Wesenszug beruht im Kern ebenfalls auf Angst. Wer Konflikte meidet, fürchtet sich in aller Regel vor »Etwas«, z. B. Kränkung, Ablehnung oder auch der Gefährdung einer Beziehung. Als Preis dafür zahlen Sie die Unterdrückung eigener Persönlichkeitsaspekte, was wiederum zu Unzufriedenheit, zur Entstehung unangenehmer Gefühle und damit zu einer Gefährdung Ihres Glücksniveaus führt. Konflikte entstehen regelmäßig bei Kontakten zur Umwelt. Konfliktfrei leben nur Einsiedler. Deshalb spielt Ihre Konfliktfähigkeit bei den Ebenen 2 bis 4 eine entscheidende Rolle.

Ohne die Fähigkeit, Differenzen mit Ihrem Lebenspartner, Ihren Kindern, Ihrer weiteren Familie, Ihrem Freundeskreis und dem beruflichen Umfeld auszufechten, werden Sie nicht glücklich(er) werden können. Falls Sie damit Probleme haben, lege ich Ihnen dringend ans Herz, professionelle Hilfe in Anspruch zu nehmen.

Zurückgezogenes Leben/Einsamkeit

Neben der Angst ist auch ein zurückgezogenes, einsames Leben ein Schwergewicht unter den Unglücksbringern. Es werden dadurch meistens unangenehme Gefühle und Empfindungen erzeugt und die Einsamkeit kann zu psychischen Problemen führen. Um Ihr Glücksniveau zu steigern, sollten Sie deshalb unbedingt daran arbeiten, sich aus der sozialen Isolation zu befreien.

Wenn Sie zurückgezogen leben, weil Sie eine soziale Phobie, also Angst vor sozialen Kontakten haben, wird es Ihnen höchstwahrscheinlich ohne professionelle Hilfe nicht gelingen, aus Ihrer Einsamkeit herauszufinden. Es sprengt den Rahmen dieses Buches, die Therapien abzuhandeln, mit denen diese Angst bekämpft werden kann. Ich rate in diesem Fall dringend dazu, sich professionelle Hilfe zu holen. Wenn Sie dagegen nicht unter einer sozialen Phobie leiden, aber dennoch zurückgezogen und einsam leben, können Sie versuchen, sich selbständig davon zu befreien. Der Weg aus Ihrer Einsamkeit führt über Kontakte zu anderen Menschen. Wie können Sie solche Kontakte herstellen? Da Sie bisher ein einsames Leben geführt haben, werden Sie die ersten Schritte höchstwahrscheinlich einige Überwindung kosten. Wählen Sie deshalb für Ihre ersten Versuche aus den vielfältigen Möglichkeiten diejenige(n) aus, die Sie am wenigsten Kraft kosten. Sie könnten beispielsweise in einen Verein eintreten, einen Tanzkurs machen oder Angebote der Volkshochschule nutzen. Diese Varianten haben den Vorteil, dass sich Kontakte zwanglos ergeben, ohne dass Sie den ersten (Ansprech-)Schritt machen müssen. Auch bei einem Kino-, Theater- oder Konzertbesuch, ja sogar beim Einkaufen im Supermarkt können Sie Menschen treffen und kennenlernen. In diesen Situationen müssten Sie sich allerdings meistens überwinden, jemanden anzusprechen, es sei denn, jemand nimmt Ihnen diesen Schritt ab und sucht den Kontakt zu Ihnen. Eine weitere Option ist die Nutzung von Kontaktportalen im Internet. Allerdings ist für das Entstehen angenehmer Gefühle der direkte physische Kontakt die bessere Alternative. Sofern Sie jemanden über das Netz kennenlernen, halte ich es deshalb für wichtig, sich auch möglichst schnell persönlich zu treffen. Denn ob man mit einem Menschen die gleiche Wellenlänge hat, ob man ihn gut riechen kann, hängt eben wesentlich von dem direkten persönlichen Eindruck ab. Gleichzeitig ist wichtig, dass es bei Ihrem Weg aus der Einsamkeit nicht darum geht, einen Lebenspartner zu finden, sondern einen Bekannten-/Freundeskreis aufzubauen. Das Anforderungsprofil Ihrer Kontakte ist deshalb deutlich niedriger als bei einem Lebenspartner. Sollte unter den sich ergebenden Kontakten dennoch auch ein möglicher Lebenspartner sein, umso besser. Das ist aber zunächst nicht Ihr Ziel.

Wir haben jetzt die erste und für Ihre Zufriedenheit wichtigste Ebene des Vier-Ebenen-Modells ausführlich behandelt, Sie selbst. Für die weiteren Ebenen 2 bis 4 ist es essenziell, dass Sie mit sich selbst im Reinen sind. Wenn Sie schon mit sich selbst unzufrieden sind, wie wollen Sie dann glückliche Beziehungen zu Ihrem Umfeld aufbauen? Sie sind also so weit, dass Sie bestimmte, wohlüberlegte Vorstellungen von ihrem zukünftigen Leben haben. Negative Faktoren, die Ihrem Glück hauptsächlich entgegenstehen, haben Sie bereits ausgemerzt bzw. Sie haben einen konkreten Plan, wie Sie das verwirklichen werden. Auch genießen Sie bereits mindestens eine Passion oder werden zeitnah eine entwickeln. Außerdem ist Ihnen klar, welche Aspekte Ihrer Persönlichkeit in welche der drei Gruppen Nicht Verhandelbar, Verhandelbar oder Unwichtig gehören. Dabei kommt der Zuordnung zur Gruppe Nicht Verhandelbar eine besondere Bedeutung zu. Mit anderen Worten, Sie haben Ihre Persönlichkeit und Ihren zukünftigen Lebensplan definiert. Wir können deshalb zu den Ebenen 2 bis 4 übergehen.

Die zweite Ebene: Ihre Beziehung zu Ihrem Lebenspartner

Wir hatten festgestellt, dass sich Menschen dann als glücklich einschätzen, wenn sie in ihren wichtigsten Lebensbereichen zufrieden sind. Einer dieser Bereiche ist die Lebenspartnerschaft. In einer Zitatesammlung fand ich einmal den Satz: »Manche Beziehungen enden glücklich, die meisten jedoch in der Ehe.« Der Satz suggeriert, dass eine feste Beziehung über einen längeren Zeitraum quasi zwangsläufig zum Unglück der beiden Partner führt. Also gerade nicht zur dauerhaften Zufriedenheit. Dabei steht die Ehe symbolhaft für eine solche längerfristige Beziehung. Ist also eine längerfristige Partnerschaft für das Streben nach Glück eher schädlich? Werfen wir einen kurzen Blick auf die Zahlen. Laut dem Statistischen Jahrbuch der Bundesrepublik Deutschland wurden 2023 361.000 Ehen geschlossen und 129.000 geschieden. Das Verhältnis zwischen Eheschließungen und Scheidungen war in den letzten Jahren ähnlich, d. h. rund 36 % aller Ehen werden wieder geschieden, führen somit offensichtlich nicht zum Glück. Daneben stufen sich bei Befragungen rund 42 % der Paare als zufrieden und glücklich in ihren Beziehungen ein.[5] Eine deutliche Mehrheit von rund 58 % ist somit zumindest nicht uneingeschränkt glücklich oder sogar unzufrieden und unglücklich. Die Zahlen ergeben zwar kein eindeutiges Bild, lassen aber zumindest den Schluss zu, dass ein beachtliches Risiko besteht, in einer Beziehung unglücklich zu sein bzw. zu werden. Es stellt sich deshalb die Frage: Welche Faktoren führen dazu und kann man etwas dagegen tun?

Felix rührte sich wieder und meinte: »Eine allgemeingültige, für alle Beziehungen richtige Antwort auf diese Frage gibt es ja wohl nicht. Es ist doch ein großer Unterschied, ob es sich um die allererste Beziehung eines Menschen mit zwanzig Jahren handelt oder um die dritte Beziehung eines Fünfzigjährigen, der gerade seine zweite Scheidung hinter sich gebracht hat. Für jede dieser und alle anderen denkbaren Beziehungssituationen muss es doch unterschiedliche, individuelle Herangehensweisen geben, die zum Glück, zur Zufriedenheit führen, oder?« Nach sorgfältiger Überlegung verneinte ich Felix' Frage: »Die wesentlichen Faktoren, die zu einer glücklichen, zufriedenen Beziehung führen, sind grundsätzlich immer die gleichen. Natürlich können Erfahrungen aus früheren Beziehungen und die daraus gewonnenen Erkenntnisse helfen, eine neue Beziehung erfolgreicher zu gestalten. Dennoch sind die zur Zufriedenheit führenden Einflussfaktoren regelmäßig die gleichen. Der einzige Unterschied besteht darin, dass man bei einer neu beginnenden Beziehung gleich von Beginn an versuchen kann, sie erfolgsversprechend zu gestalten. Bei einer bereits bestehenden, schon laufenden Beziehung ist es dagegen erfahrungsgemäß deutlich schwieriger, den Hebel noch in die richtige Richtung umzulegen.«

Lösen wir uns wieder von der Unterhaltung mit Felix und betrachten die Rezepturen für zufriedene Beziehungen genauer.

Konfliktfähigkeit

Die erste grundlegende Voraussetzung für eine zufriedene, glückliche Beziehung ist die Konfliktfähigkeit beider Partner. Ist einer oder sind beide nicht in der Lage, Konflikte auszutragen, werden die Partner in der Beziehung kaum glücklich werden. Warum ist das so? Ein Konflikt ist eine Situation, bei der die Partner unterschiedliche Meinungen, Ziele, Wünsche oder Werte haben und dies zu Spannungen führt. Werden die Unterschiede nicht offen ausgesprochen und einer für beide Seiten akzeptablen Lösung zugeführt, sondern unter den Teppich gekehrt, entwickeln sich Frust und unangenehme Empfindungen. Am gefährlichsten ist es, wenn **Nicht Verhandelbare** Positionen kampflos aufgegeben werden. Das ist der schleichende Tod jeder Beziehung. Möglicherweise bleibt das Paar trotzdem noch sehr lange zusammen, z. B. aus ökonomischen oder gesellschaftlichen Gründen oder auch der Kinder wegen. Aber die Beziehung ist ausgehöhlt. Man lebt einfach nebeneinander her. Das Risiko ist sehr hoch, dass die Beziehung zerbricht, sobald einer der Partner einen vermeintlich verständnisvolleren Menschen trifft. Erfahrungsgemäß erscheint dieser Mensch aber nur deshalb als verständnisvoller, weil in der ersten Verliebtheitsphase alles rosarot ist und typischerweise keine Konflikte auftauchen. Die kommen später und da die Konfliktunfähigkeit weiterbesteht, wird auch die neue Beziehung wahrscheinlich zum gleichen Ergebnis führen wie die vorherige. Für eine zufriedene, glückliche Beziehung ist es deshalb essenziell, dass beide Partner konfliktfähig sind und auftauchende Konflikte zeitnah ausgefochten werden. Bronnie Ware hat als Palliativkrankenschwester acht Jahre lang Sterbende in den letzten Wochen ihres Lebens begleitet. Dabei hat sie sich mit ihnen auch darüber unterhalten, was sie rückschauend in ihrem Leben gerne anders gemacht hätten. Der am häufigsten genannte Punkt war: »Ich wünschte, ich hätte den Mut gehabt, mir selbst treu zu bleiben, statt so zu leben, wie andere es von mir erwarteten.«[6] Mit anderen Worten, diese Menschen haben Konflikte nicht ausgefochten und ein angepasstes Leben geführt, das sie so eigentlich nicht wollten.

Wenn es für Sie schwierig ist, Konflikte auszutragen und Sie sich nicht in der Lage fühlen, das eigenständig zu ändern, empfehle ich Ihnen, sich professionelle Hilfe bei einem Therapeuten zu holen. Vielleicht hilft Ihnen daneben auch einschlägige Literatur weiter, wie z. B. die Bücher »Besser streiten« von Thomas W. Albrecht oder »Konflikte lösen durch gewaltfreie Kommunikation« von Marshall B. Rosenberg. Von meiner Seite kann ich Ihnen lediglich einige Hinweise zur Gesprächsführung geben, wenn Sie einen Konflikt thematisieren.

- Machen Sie sich zunächst klar, dass Konflikte völlig normal sind und in **jeder** Beziehung auftreten. Nur wenn man sie kommuniziert, kann tiefe Liebe und Verständnis entstehen. Werden sie unterdrückt, entsteht Frust und statt Nähe Distanz zum Partner. Die Harmonie, die man durch Totschweigen erzielt, ist eine Scheinharmonie und Friedhofsstille. Sie gefährden dadurch Ihre Beziehung und Ihre Zufriedenheit massiv. Wenn Sie den Konflikt angehen, kann Ihre Beziehung nur gewinnen.
- Beim Besprechen von Konflikten sollten Sie einige Grundsätze beachten:
  a. Moderate Tonlage. Anschreien, erhöhte Stimmlage und schrille Töne vermeiden.
  b. Dem Partner keine Vorwürfe machen. Stattdessen die eigenen Gefühle und Ansichten mit sogenannten Ich-Botschaften darlegen. »Ich

habe das Gefühl, dass … «, »Das hat mich sehr verletzt, weil … «, »Ich habe das so verstanden, dass … «

c. Den Fokus nur auf den aktuellen Konflikt legen, vergangene Konflikte außen vor lassen.

d. Keine Verallgemeinerungen wie z. B. »Nie machst du … « oder »Immer bist du … «

e. Gut zuhören. Verständnisfragen stellen, um Missverständnisse zu vermeiden: »Habe ich richtig verstanden, dass … «

f. Machen Sie einen Vorschlag, wie der Konflikt zur beiderseitigen Zufriedenheit gelöst werden könnte.

Die größte und wichtigste Bedeutung hat die Konfliktfähigkeit für die **Nicht Verhandelbaren Positionen** der beiden Partner. Diese unterteilen sich wiederum in zwei Gruppen: Positionen für die eine gegenseitige Zustimmung der Partner erforderlich ist und solche, die nicht zustimmungsbedürftig sind.

Zustimmungsbedürftige Nicht Verhandelbare Positionen

Für eine lange und zufriedene Partnerschaft ist es essenziell, dass diejenigen Nicht Verhandelbaren Positionen der beiden Partner deckungsgleich sind, deren Umsetzung von der gegenseitigen Zustimmung der Partner abhängig ist. Zu diesen Punkten müssen beide Partner die gleiche Einstellung und Meinung haben. Fehlt die Übereinstimmung bei diesen Nicht Verhandelbaren Positionen, wird einer der beiden Partner regelmäßig unglücklich/unzufrieden, wenn er dem anderen Partner zuliebe nachgibt und eigene Nicht Verhandelbare Positionen aufgibt. Bei diesen zustimmungsbedürftigen Nicht Verhandelbaren Positionen geht es am häufigsten um folgende Lebenseinstellungen:

- Will ich heiraten?
- Will ich Kinder haben?
- Wie lebe ich meinen Beruf?

- Bin ich bereit, meinen Beruf ganz oder temporär aufzugeben?
- Bin ich bereit, meinen Wohnort aufzugeben und umzuziehen?
- Bin ich bereit, meinen Freundes- und Bekanntenkreis aufzugeben?
- Bin ich bereit, einen anderen kulturellen und/oder religiösen Hintergrund eines Partners nicht nur zu akzeptieren, sondern auch aktiv mit zu leben?
- Wie will ich mein zukünftiges Leben, z. B. meinen Ruhestand gestalten?
- Wie ist mein Lifestyle? Zurückgezogen oder gesellig/kontaktfreudig?
- Je nach Situation und Lebensphase können weitere Punkte relevant sein.

Besonders verantwortungsvoll sollten beide Partner mit der Kinderfrage umgehen. Kinder sollten immer Wunschkinder sein, sollten von beiden Partnern aus vollem Herzen gewollt sein. Will einer der Partner keine Kinder, sollte er auf keinen Fall dem Partner zuliebe doch zustimmen. Umgekehrt sollte der kinderwillige Partner auch nicht darauf spekulieren, dass der andere irgendwann doch umschwenken wird. Das Thema wird die Beziehung permanent vergiften. Ist der Kinderwunsch nicht deckungsgleich, ist es besser, sich zu trennen. Das Gleiche gilt für die anderen genannten Punkte. Ob man seinen Beruf evtl. ganz oder temporär aufgeben will, hängt oft eng mit dem Kinderwunsch zusammen. Wenn beide Partner Kinder wollen, stellt sich die Folgefrage, wie die Kinder großgezogen werden sollen. Gehen beide Partner weiterhin arbeiten oder soll einer zu Hause bleiben und das Kindermanagement übernehmen? Auch hier ist es besser, sich zu trennen, wenn unterschiedliche Auffassungen existieren. Andernfalls wird der Konflikt letztlich auf dem Rücken des Kindes ausgetragen. In manchen Fällen stellt sich die Wohnortfrage. Die Partner haben sich im Urlaub ineinander verliebt. Der eine lebt und arbeitet in Hamburg, der andere in München. Zieht einer um und gibt seinen Job und Freundeskreis auf? Oder sind beide mit einer Fernbeziehung auf Dauer einverstanden? Wenn keine Einigung erzielt wird, ist Trennung die beste Lösung. Auch eine Beziehung mit verschiedenem kulturellem und/oder religiösem Hintergrund kann schweren Belastungen ausgesetzt sein. So können die Rollen von Mann und Frau extrem unterschiedlich definiert oder Ess- und Erziehungsregeln stark abweichend von dem eigenen kulturellen Hintergrund sein. Zu Beginn neuer Lebensphasen entstehen regelmäßig auch neue zustimmungsbedürftige Positionen, die unter den Partnern abzustimmen sind. So stellt z. B. der Eintritt in den Ruhestand mit einem völlig veränderten Alltagsleben eine große Herausforderung dar. Wie soll der gestaltet werden? Was sind die neuen Prioritäten?

Generell gilt für alle zustimmungsbedürftigen Nicht Verhandelbaren Positionen: schnellstmögliche Klärung zwischen den Partnern, idealerweise zu Beginn einer Beziehung, spätestens nach der rosaroten Verliebtheitsphase. Schwieriger wird es, wenn die Anfangsphase bereits hinter Ihnen liegt und Sie schon länger, vielleicht schon viele Jahre in einer Beziehung leben. Haben Sie in deren Verlauf eine oder mehrere Ihrer zustimmungsbedürftigen Nicht Verhandelbaren Positionen dem Partner zuliebe aufgegeben oder totgeschwiegen, um Konflikte zu vermeiden, dann sind Sie mit der aktuellen Situation vermutlich unzufrieden. Um das zu ändern, müssten Sie das Rad zurückdrehen, was erfahrungsgemäß extrem schwierig ist, unter Umständen sogar unmöglich, wenn z. B. Kinder mit betroffen sind. Aber egal, ob Sie am Anfang einer Beziehung stehen oder eine solche schon länger leben oder gerade in den Ruhestand eintreten: Wenn es Konflikte bezüglich Ihrer zustimmungsbedürftigen Nicht Verhandelbaren Positionen gibt, sollten Sie diese(n) Konflikt(e) unbedingt ausfechten, um Ihr Zufriedenheitsniveau zu steigern bzw. nicht zu gefährden. Kommt es zu keiner Einigung, sollte die Fortsetzung der Beziehung grundsätzlich in Frage gestellt werden. Ansonsten besteht eine hohe Wahrscheinlichkeit, dass die Partner nicht nur in diesem für sie extrem wichtigen Lebensbereich, sondern insgesamt nicht glücklich/zufrieden sind/werden.

Nicht zustimmungsbedürftige Nicht Verhandelbare Positionen

Völlig anders ist die Lage dagegen bei denjenigen Nicht Verhandelbaren Positionen der beiden Partner, die nicht der Zustimmung des anderen Partners bedürfen, z. B. Passionen. Sie können unabhängig vom Partner praktiziert werden, ohne die Beziehung grundsätzlich zu gefährden. Es ist nicht erforderlich, dass der andere Partner diese Positionen übernimmt oder als gut empfindet. Natürlich müssen sie angemessen in die Beziehung integriert werden.

Passionen, wie z. B. Golf spielen, können sehr zeitintensiv sein. Es ist deshalb besonders wichtig, auf eine ausgewogene zeitliche Balance zwischen der Ebene 1 und der Beziehung (Ebene 2) zu achten. Grundsätzlich sind Passionen jedoch nicht zustimmungsbedürftig. Trotzdem werden häufig auch solche Positionen von den Partnern aufgegeben. Das Ergebnis ist genauso fatal wie bei den zustimmungsbedürftigen Positionen: Die Partner, die ihre Nicht Verhandelbaren Positionen aufgegeben haben, sind meistens nicht glücklich/zufrieden. Entsprechend führen in Umfragen rund 30 % der Befragten die Aufgabe wesentlicher Aspekte der eigenen Persönlichkeit als Grund für ihre Unzufriedenheit/Trennung an.[7] Es stellt sich deshalb die Frage, weshalb auch nicht zustimmungsbedürftige Nicht Verhandelbare Positionen oft unnötigerweise, schleichend, fast unbemerkt aufgegeben werden.

Jede Beziehung durchläuft mehrere Phasen: Angefangen von der *rosaroten Verliebtheits-* über die *Man-sieht-etwas-klarer-* und *die Umerziehungs-* bis zur *Vertrautheitsphase.* Jede dieser Phasen hat ihre Besonderheiten. Aber die Gefahr, wesentliche Aspekte der eigenen Persönlichkeit aufzugeben, ist besonders groß in der rosaroten Verliebtheits- und in der Umerziehungs-Phase. In der ersten, der rosaroten Verliebtheitsphase brennt, lodert alles in Ihnen. Sie sind frisch verliebt, euphorisch, sehen den Partner nur durch die rosarote Brille, haben Schmetterlinge im Bauch, möchten am liebsten jede Minute nur mit dem neuen Partner verbringen. Schwächen sehen Sie bei dem anderen nicht. Ihre Hormone spielen verrückt, Sie geraten in gewisser Weise in einen Kontrollverlust hinein. Der Volksmund sagt dazu: »Liebe macht blind.« In dieser Blindheit und der Euphorie werden dann oft Nicht Verhandelbare Facetten der Persönlichkeit aufgegeben. Ein einfaches Beispiel: Nehmen wir an, Sie sind eine passionierte, begeisterte Tänzerin. Eine Ihrer **Passionen** ist es deshalb, jeden Donnerstagabend mit einem Herrn tanzen zu gehen. Außer der gemeinsamen Tanzleidenschaft verbindet Sie nichts mit diesem Herrn. Insbesondere ist er nicht ihr Liebhaber. In der Verliebtheitsphase verspüren Sie möglicherweise das Bedürfnis, einen Donnerstagabend *ausnahmsweise* einmal nicht tanzend, sondern lieber mit dem neuen Liebespartner zu verbringen. Im Gegenzug verzichtet Ihr neuer Liebespartner hocherfreut auf seine Donnerstagabend-Passion »Skatabend mit zwei Kumpels«. Zunächst verspüren weder Sie noch Ihr neuer Partner einen Verlust, weil die Donnerstagabende miteinander sensationell, harmonisch, spannend, neuartig, explosiv, erotisch, einfach traumhaft sind. Aus dem einen Mal werden deshalb schleichend mehrere Male. Im Rausch der Verliebtheit gibt man, quasi unbemerkt und schmerzlos, wesentliche Aspekte des eigenen Ichs auf. Was im Moment leicht und locker erscheint, wird später, wenn die rosarote Verliebtheitsphase vorbei ist, zu einer harten Landung führen. Oft kann man dann das Rad nur schwer, häufig gar nicht wieder zurückdrehen. Der Verlust wesentlicher Aspekte der eigenen Persönlichkeit gefährdet die eigene Zufriedenheit und damit auch die Beziehung. Es ist deshalb wichtig, schon in der rosaroten Verliebtheitsphase darauf zu achten, dass die Nicht Verhandelbaren Facetten der eigenen Persönlichkeit nicht verloren gehen, sondern weitergepflegt werden. Im Beispiel also weiterhin jeden Donnerstag tanzen zu gehen bzw. den Skatabend wahrzunehmen. Wenn Sie die rosarote Verliebtheitsphase unbeschadet überstanden haben, ist die Gefahr noch nicht vorbei. In den nächsten beiden Beziehungsphasen (die *Man sieht etwas klarer-* und *die Umerziehungsphase*) ist die Euphorie vorüber, der Reiz, den Donnerstagabend unbedingt mit dem Partner zu verbringen, ist verflogen. Jetzt wird versucht, dem Partner den Donnerstagabend anders wegzunehmen, ihn umzuerziehen, den Status quo zu halten. Z. B. wird die Liebe in Frage gestellt: »Offenbar bist du mit dem Typen (Ihrem Tanzpartner) lieber zusammen als mit mir. Da läuft doch was zwischen euch … « Umgekehrt machen Sie ihm den Skatabend madig: »Musst du dich jeden Donnerstag mit deinen Kumpels betrinken?« Um des lieben Friedens willen bleiben dann beide zu Hause. Ich kenne einige Paare, die nicht nur eine, sondern mehrere Nicht Verhandelbare Facetten ihrer Persönlichkeiten aufgegeben haben. Es kommt dann der Tag, an dem Sie sich fragen »Was ist eigentlich aus mir geworden? Bin ich noch Ich? Wo ist meine Individualität geblieben?« Die Opferung nicht zustimmungsbedürftiger Nicht Verhandelbarer Aspekte der eigenen Persönlichkeit dem Partner zuliebe ist ein häufiger Grund dafür, sich in der Beziehung unglücklich, unzufrieden zu fühlen. Der zugrunde liegende Fehler ist, dass die Ebene 1, Sie selbst, nicht mehr ausreichend gepflegt wird. Die Balance zwischen den Ebenen 1 und 2 stimmt nicht mehr.

Ich versuche, den Vorgang nochmal anders an meinem Lieblingsbild des »stolzen Adlers« zu verdeutlichen. Wenn man sich verliebt, ist der neue Partner ideal, es gibt keinen Makel an ihm. Er ist wie ein wunderschöner stolzer Adler, der großartig fliegt, die tollsten Flugmanöver durchführt und seine Kreise hoch oben am Himmel zieht. Im Laufe der Zeit findet man aber all die Flugmanöver nicht mehr ganz so toll. Man beginnt »Fehler« zu entdecken und versucht diese zu beseitigen. Sinnbildlich gesprochen beginnt man, dem Adler Federn zu ziehen. Dadurch gelingt es ihm im Laufe der Zeit immer weniger, wunderbar zu fliegen, er ist eingeschränkt, verliert Teile seiner Fähigkeiten und damit seiner Persönlichkeit. Das hat mit Liebe zu einem Partner nichts zu tun, sondern ist Egoismus pur. Man will den anderen an die eigenen Vorstellungen anpassen, ihn umformen. Irgendwann wird sich der Adler fragen: »Warum habe ich mich darauf eingelassen, mich rupfen zu lassen? Ich bin jetzt nicht mehr der, der ich vor meiner Beziehung war. Ich kann nicht mehr so wunderbar fliegen.« Würde man den Partner, den Adler, wirklich lieben, würde man ihm keine Federn ziehen, sondern im Gegenteil, ihm noch weitere Federn hinzufügen, damit er noch schöner fliegen oder, anders ausgedrückt, er seine Persönlichkeit noch weiterentwickeln kann, anstatt sie zu schmälern. Auf jeden Fall würde man die Nicht Verhandelbaren Facetten/Federn des Partners/Adlers unangetastet lassen.

Wenn Sie in einer festen Lebensgemeinschaft mit einem Partner leben, ist es deshalb essenziell, im gesamten Verlauf der Beziehung jederzeit darauf zu achten, Ihre Persönlichkeit zu erhalten und sie nicht der Partnerschaft zu opfern. Das bedeutet, auch in einer Beziehung muss die Ebene 1, Sie selbst, angemessen gepflegt werden. Beide Partner sollten weiterhin ihren eigenen Raum haben und Aktivitäten ohne den Partner nur für sich alleine oder mit anderen leben. Die Vorstellung, man müsse immer alles zusammen machen, ist Gift für eine Beziehung. Das hat nichts mit Egoismus zu tun. Denn egoistisch bedeutet, sein Leben auf Kosten anderer zu gestalten. Davon kann hier aber keine Rede sein, denn es handelt sich vielmehr um elementare Aspekte Ihrer eigenen Persönlichkeit, die das Leben anderer Menschen in keiner Weise einschränkt. Im Gegenteil, wenn andere von Ihnen erwarten, dass Sie diese Facetten aufgeben, sind diejenigen egoistisch, nicht Sie. Im Übrigen hat natürlich auch Ihr Lebenspartner ein Recht auf seine nicht zustimmungsbedürftigen Nicht Verhandelbaren Positionen, die von Ihnen in gleicher Weise zu respektieren sind. Jetzt werden Sie vielleicht einwenden: »Aber eine Beziehung kann doch nur dann funktionieren, wenn man Kompromisse schließt. Es können doch nicht beide immer nur ihre eigenen Interessen verfolgen.« Damit haben Sie natürlich völlig recht. Deshalb gilt das bisher Gesagte auch nur und ausschließlich für die nicht zustimmungsbedürftigen Nicht Verhandelbaren Facetten Ihrer Persönlichkeit. Per Definition stehen diese eben **nicht** für Kompromisse zur Verfügung. Kompromisse sollten Sie nur und ausschließlich für die Bereiche der Verhandelbaren und der Unwichtigen Facetten Ihrer Persönlichkeit eingehen. Keinesfalls jedoch für die Nicht Verhandelbaren. Gleichzeitig ist es für eine Beziehung natürlich wichtig, auch Gemeinsamkeiten zu haben. Deshalb ist immer auf ein ausgewogenes Verhältnis zwischen gemeinsamen und eigenen Aktivitäten zu achten. Die Balance zwischen den Ebenen 1 und 2 ist das Entscheidende.

Wichtige Klarstellung: Es kann Situationen geben, in denen Sie abwägen sollten, ob Sie Ihre nicht zustimmungsbedürftigen Nicht Verhandelbaren Positionen wegen anderer gewichtiger Aspekte **ausnahmsweise, einmalig** aussetzen und nicht durchziehen. Eine meiner Nicht Verhandelbaren Passionen ist es beispielsweise, jedes Jahr über Pfingsten eine Woche mit spanischen Freunden eine andalusische Wallfahrt zu unternehmen. In einem Jahr erkrankten die Eltern meiner Frau am Vorabend der Wallfahrt und mussten beide ins Krankenhaus. Damals war unsere Tochter noch im Babyalter und normalerweise übernahm meine Frau während meiner Wallfahrt voll die Betreuung der Tochter. Es war für mich selbstverständlich, dass ich unter diesen Umständen ausnahmsweise auf die Wallfahrt verzichtet habe und ich die Betreuung unserer Tochter übernommen habe, damit meine Frau zu Ihren Eltern reisen konnte. Es kann also im Einzelfall gewichtige Gründe geben, auf eine Nicht Verhandelbare Position **ausnahmsweise, keinesfalls auf Dauer** zu verzichten.

Weitere Risikofaktoren für eine Beziehung

Neben der Konfliktunfähigkeit führen insbesondere drei Risikofaktoren dazu, dass einer oder beide Partner in einer Beziehung unzufrieden/unglücklich werden und eine Trennung im Raum steht.

Die Partner haben sich auseinandergelebt

In Umfragen führen rund 25 % der Befragten diesen Punkt für ihre Unzufriedenheit/Trennung an.[7] Jeder Mensch entwickelt sich im Laufe seines Lebens weiter. Die körperlichen Veränderungen sind sichtbar, die geistigen, seelischen dagegen nicht so ohne Weiteres. Mit 20 haben Sie andere Vorstellungen, Erfahrungen, Meinungen, Vorlieben als mit 40 und mit 60 denken und fühlen Sie nochmal anders. Das gilt nicht nur für Sie, sondern auch für Ihren Partner. Wenn man sich kennenlernt, hat man einen gemeinsamen Startpunkt. Man liebt den anderen so, wie er ist, mit allen Facetten seiner Persönlichkeit. Ab diesem gemeinsamen Startpunkt ist es dann allerdings höchst unwahrscheinlich, dass sich beide Partner in ihrem Denken, Fühlen und ihren Interessen absolut in die gleiche Richtung weiterentwickeln werden. Die Abweichungen können gering, aber auch extrem weit sein. Jeder hat ein Anrecht darauf, sich so entwickeln zu können, wie er es möchte. In einer Partnerschaft ist es von entscheidender Bedeutung, dass beide Partner dieses Recht des anderen auf seine Weiterentwicklung nicht nur respektieren, sondern aktiv begleiten. Man bremst den Partner nicht, sondern unterstützt und beflügelt ihn bei dieser Reise. Der Schlüssel dazu ist: miteinander reden. Den anderen an neuen Gedanken, Gefühlen, Ideen, Interessen, Erfahrungen teilhaben zu lassen. Etwas Neues ist grundsätzlich keine Gefahr für eine Beziehung. Im Gegenteil: Das Neue kann etwas sein, was beide Partner interessiert und deshalb die Beziehung bereichert. Aber auch nur einseitige neue Interessen beleben die Beziehung, wenn man den anderen über Gespräche an dem Neuen teilhaben lässt. Die Entwicklung der beiden Partner in weniger oder stärker unterschiedliche Richtungen ist meistens nur dann eine Gefahr für die Beziehung, wenn man den Weg nicht gemeinsam geht, den anderen nicht mit einbezieht. Und gemeinsam geht man ihn über den gegenseitigen Gedankenaustausch, über das Miteinanderreden und -erleben. Falls sich die eigenen neuen Vorstellungen nicht mit denen des Partners decken, also ein Konflikt vorliegt, gilt es, diesen Konflikt gemeinsam zu lösen. Die schon mehrfach angesprochene Konfliktfähigkeit lässt grüßen. Möglicherweise pflegen Sie in Ihrer Beziehung schon gemeinsame Gespräche und bewältigen Konflikte. Super, Glückwunsch! Wenn nicht, führen Sie es ein. Sie könnten z. B. einen Tag pro Woche/Monat festlegen, an dem Sie abends gemeinsam kochen, essen und entspannt miteinander reden. Oder Sie machen sich einen schönen Plauderabend in einem gemütlichen Restaurant. Wenn Sie es nicht gewohnt sind, Ihre Gedanken und Gefühle mit Ihrem Partner zu teilen, ist es am Anfang ohne Frage schwierig. Trotzdem, probieren, trainieren Sie es, machen Sie es sich zur positiven Gewohnheit. Für Ihre Beziehung und damit für Ihr persönliches Glück wird es in jedem Fall segensreich sein. Nicht zuletzt kann das Miteinanderreden auch dazu beitragen, immer wieder neue Aktivitäten zu identifizieren, die man gemeinsam unternehmen kann. Es ist essenziell, in einer Partnerschaft darauf zu achten, dass auch gemeinsame Aktivitäten einen festen Platz haben.

Außerpartnerschaftlicher Sex

Dieser Punkt ist sehr sensibel, weil Fremdgehen in unserer Gesellschaft ein absolutes Tabuthema ist. Der allgemeingültige Moral- und Verhaltenskodex bestimmt, dass beide Partner sexuell monogam zu leben haben. Mit dem Bekenntnis »Ich liebe dich« gegenüber dem Partner gibt man – stillschweigend – auch das Versprechen ab, in Zukunft nur noch mit diesem Partner Sex zu haben. Unromantisch gesehen ist eine Eheschließung im Kern ein Vertrag, mit dem sich die beiden Partner gegenseitig das Recht auf exklusiven Sex einerseits und den Anspruch auf lebenslange Fürsorge und Pflege andererseits zusichern. Dieses Modell wird uns von Kindesbeinen an als das einzig richtige und sinnvolle und auch zum Glück führende vorgestellt. Märchen enden regelmäßig mit der Glückseligkeit, d. h.

der Hochzeit und dem – unausgesprochenen – Versprechen des Märchenpaares, monogam zu leben. Im christlichen Glaubenskontext gilt außerpartnerschaftlicher Sex gar als Sünde, die die ewige Verdammnis nach sich zieht. Der Kodex ist deshalb tief in unseren Vorstellungen über Beziehungen verankert. Das spiegelt sich wider in Umfragen unter Paaren, was für sie hypothetisch ein Grund für eine Trennung wäre. Dabei landet sexuelle Untreue mit 48 % weit vorne.[7] Die gelebte Realität sieht jedoch ganz anders aus und zeugt von einer Doppelmoral. Je nach Umfrage geben bis zu 44 % der Befragten an, in ihrer Beziehung schon mindestens einmal untreu gewesen zu sein.[7, 8] Dabei wird als untreu nur gewertet, wenn man außerhalb des käuflichen Sexgeschäftes, sozusagen privat, aktiv wird. Dieses nicht näher hinterfragte Sexgeschäft floriert allerdings prächtig. Laut Erhebungen haben rund 27 % aller Männer schon mindestens einmal für Sex bezahlt.[7, 9] Für Frauen existieren noch keine derartigen Statistiken. Berücksichtigt man diese Aktivitäten und die mit Sicherheit existierende Dunkelziffer mit, dürfte sich eine Untreue-Quote von vermutlich deutlich über 50 % ergeben.

Die offensichtliche Diskrepanz zwischen Moralkodex und gelebter Realität hat ihren Grund in der Evolution, deren oberstes Ziel die Arterhaltung ist. Deshalb ist dem Menschen so wie allen irdischen Lebewesen der Antrieb mitgegeben, sich möglichst oft fortzupflanzen und die eigenen Gene weiterzugeben. Es kann dahingestellt bleiben, ob es sich dabei um einen Antrieb des einzelnen Individuums (so Sigmund Freud) oder um einen übergeordneten, der Art mitgegebenen Antrieb (so die neueren Ansätze) handelt. Jedenfalls ist wissenschaftlich unstrittig, dass der Fortpflanzungsantrieb neben dem Selbsterhaltungstrieb der bei Weitem am stärksten entwickelte (An)Trieb ist. Mit der sich daraus ergebenden Kollision mit dem Moralkodex und den damit verbundenen Problemen beschäftigen sich zahlreiche wissenschaftliche Abhandlungen.[10, 11] Wie stark dieser Konflikt für den einzelnen Menschen ist, hängt wesentlich davon ab, wie stark der sexuelle Antrieb bei ihm ausgeprägt ist. Die Bandbreite reicht von ständigem (Hypersexualität) bis hin zu keinerlei sexuellem Verlangen (Asexualität). Bei den meisten Menschen ist der Antrieb jedoch stark ausgeprägt. Im Lichte der Evolution ist es daher völlig normal, wenn ein Mensch in seinem Leben mehrere Geschlechtspartner hat, also polygam lebt. Dieser natürliche sexuelle Antrieb ist auch während einer Beziehung vorhanden und ist grundsätzlich unabhängig vom aktuellen Gefühls- und Beziehungsstatus der Person, egal ob gerade Single, verliebt, verlobt oder verheiratet. Das bedeutet, dass der Wunsch, sexuellen Kontakt zu einer anderen Person als dem Lebenspartner haben zu wollen, selbst dann aufkommen kann, wenn in der Beziehung eigentlich alles in Ordnung ist. Deshalb stimmt die Gleichung Seitensprung = Probleme in der Beziehung keineswegs immer. Das evolutionäre und das gesellschaftliche Modell sind somit offensichtlich diametral entgegengesetzt und grundsätzlich unvereinbar. Damit ist der von diesem Gegensatz ausgehende Konflikt für eine harmonische und glückliche Beziehung vorprogrammiert.

Bevor ich jetzt näher darauf eingehe, wie mit dem Konflikt am besten umgegangen werden sollte, zunächst zwei Klarstellungen: Man kann das Thema außerpartnerschaftlicher Sex aus verschiedenen Blickwinkeln betrachten, z. B. dem religiösen oder dem kulturellen. In unserer Gesellschaft erfolgen die Bewertung und der Umgang damit hauptsächlich nach den schon beschriebenen moralischen Grundsätzen. Alle diese Sichtweisen sind jedoch für dieses Buch irrelevant. Hier geht es ausschließlich darum, welche Auswirkungen außerpartnerschaftlicher Sex auf das Glücksniveau beider Partner hat. Insbesondere spielt es absolut keine Rolle, wie das jeweilige Verhalten moralisch zu bewerten ist. Es kann deshalb sein, dass meine Ausführungen und Empfehlungen völlig im Gegensatz stehen zu Ihren persönlichen oder allgemeinen Moralvorstellungen. Sie müssen dann entscheiden, was für ihr Leben wichtiger ist, was Sie zufriedener macht: meinen Glücksempfehlungen zu folgen oder Ihre Moralvorstellungen umzusetzen.

Zweitens ist mir wichtig: Mit meinen Ausführungen und Empfehlungen gebe ich keine Anleitung zu außerpartnerschaftlichem Sex und auch nicht, wie man ihn am besten verheimlicht. Ganz im Gegenteil, denn derartiges Verhalten erzeugt in aller Regel bei allen Beteiligten insgesamt eher unangenehme als angenehme Gefühle und ist deshalb für das Glücksniveau kontraproduktiv. Deshalb sollten Sie außerpartnerschaftlichen Sex während einer Beziehung möglichst vermeiden. Da es in der Realität dennoch häufig zu dieser Situation kommt, dienen meine Empfehlungen ausschließlich dazu, sowohl dem aktiven als auch dem betrogenen Partner Wege zurück in die Glücksspur aufzuzeigen.

Was kann man also aus dem bisher Gesagten folgern und was bedeutet es für das Glück der beiden Partner? Offensichtlich besteht eine hohe Wahrscheinlichkeit, dass im Laufe einer Beziehung mindestens einer der beiden Partner außerpartnerschaftlichen Sex haben wird. Welche Auswirkungen das auf das Glücksniveau sowohl des aktiven als auch des betrogenen Partners hat und wie man damit umgehen sollte, hängt im Wesentlichen von folgenden Aspekten ab:

- Handelt es sich um einen einmaligen Seitensprung (One-Night-Stand) oder eine längere Affäre?
- Wie viele Gefühle hat der aktive Partner zu der Affäre entwickelt?
- Hat der betrogene Partner Kenntnis von der Sache?
- Wollen beide Partner trotzdem ihre Beziehung weiterführen?
- Will einer oder beide Partner die Trennung?

Daraus lassen sich unzählige Fallkonstellationen bilden. Alle abzudecken, sprengt den Rahmen dieses Buches. Ich beschränke mich deshalb auf vier häufig vorkommenden Situationen.

Erste Situation: *Ihr Seitensprung war ein One-Night-Stand und hat für Sie emotional keine große Bedeutung. Sie sind einmalig der sexuellen Anziehungskraft eines anderen Menschen erlegen, weiter nichts. Ihre Gefühls- und Beziehungswelt zu Ihrem festen Partner hat sich nicht verändert. Ihr Partner hat keine Kenntnis von dem Vorgang.* In dieser Konstellation ist es sinnvoll, den Vorgang abzuhaken und keinesfalls dem Partner zu beichten. Denn wenn er davon erfahren würde, wäre er höchstwahrscheinlich emotional massiv verletzt, egal wie die Umstände des Seitensprungs waren. Ihre Beziehung wäre für die Zukunft extrem belastet und es würden für Sie und Ihren Partner jede Menge unangenehme Gefühle heraufbeschworen. Ihr beider Glücksniveau wäre dadurch massiv gefährdet. Gleichzeitig hat der Seitensprung für Ihre Beziehung doch keinerlei Bedeutung. Sie lieben Ihren Partner, wollen weiter mit ihm zusammenbleiben, sind zusammen glücklich. Warum das alles wegen eines im Grunde genommen völlig unwichtigen Vorgangs aufs Spiel setzen? Deshalb gilt für diesen Fall »Was ich nicht weiß, macht mich nicht heiß«. Da der betrogene Partner keine Kenntnis hat und Sie ihn auch nicht einweihen, ist die Sache für ihn völlig unproblematisch.

Zweite Situation: *Sie hatten oder haben eine längere Affäre, für die Sie auch intensive Gefühle entwickelt haben, vielleicht sind Sie sogar verliebt. **Ihr Partner hat keine Kenntnis davon.*** Längere Affären sind grundsätzlich schädlich für Ihr Glücksniveau, weil sie in Summe mehr unangenehme als angenehme Gefühle produzieren. Sie führen ein Doppelleben, das, je länger es dauert, zu einem immer größer werdenden Gestrüpp aus Lügen und Vertuschungen heranwächst. Die Distanz zu Ihrem festen Partner wird größer und größer. Wenn Ihnen etwas an Ihrem Glück liegt, ist es deshalb essenziell, dass Sie schnellstens eine Entscheidung treffen: entweder Ihre feste Beziehung oder die Affäre. Dabei ist mir völlig bewusst, dass diese Entscheidung unendlich schwer für Sie ist. Naturgemäß wird die Affäre einen gewissen Wettbewerbsvorteil haben. Sie befinden sich dort in der rosaroten Verliebtheitsphase, Schmetterlinge im Bauch, den Alltag gibt es nicht, haben Sie ja noch nicht zusammen erlebt. Es ist alles neu und aufregend, Schwächen hat der andere nicht. Typischerweise haben Sie bisher überwiegend sexuell miteinander zu tun gehabt. Das war immer richtig prickelnd, nicht wie der inzwischen routinemäßige Sex mit der festen Beziehung. Es ist schwer, gegen diese Euphorie anzugehen. Ihre feste Beziehung wirkt dagegen langweilig, ist im Alltag gefangen, verursacht kein Herzklopfen mehr. Dennoch, auch dort gibt es mit Sicherheit viele positive Aspekte, auch wenn Sie im Moment eher nur die negativen Punkte sehen (wollen). Sie haben viel Schönes zusammen erlebt. Haben sich gemeinsam eine Existenz aufgebaut, haben vielleicht Kinder und ein Haus, einen Freundeskreis. Vor allem aber: Es hat sich zwischen Ihnen eine tiefe Vertrautheit, ein gegenseitiges Verständnis, kurzum, eine tiefergehende Liebe entwickelt. Das ist im Moment verschüttet, kann aber mit gutem Willen wiederbelebt werden. All das für die neue Beziehung aufgeben? Auch mit der Affäre wird die rosarote Verliebtheitsphase garantiert irgendwann vorbei sein und der Alltag einziehen. Und dann? Ja, es ist schwer, sich das jetzt schon, mit den Schmetterlingen im

Bauch, vorzustellen. Hilfreich könnte sein, sich das zukünftige, neue soziale Umfeld auszumalen, in das Sie hineinkommen werden. Wie ist dort der familiäre, kulturelle, religiöse oder finanzielle Hintergrund? Wie ist die partnerschaftliche Vorgeschichte der Affäre? War sie früher schon mal oder aktuell noch verheiratet, gibt es Kinder aus Vorbeziehungen? Gibt es zwischen Ihnen und der Affäre einen gravierenden Altersunterschied? Der stört jetzt möglicherweise nicht, aber wie wird das in zwanzig Jahren sein? Mit alldem werden Sie in Zukunft konfrontiert werden. Am Ende hilft alles nichts: Es gilt jetzt, zügig eine Entscheidung zu treffen. Wenn Sie an Ihrer bestehenden Beziehung festhalten wollen und eine realistische Chance bestehen soll, dass Sie dort wieder glücklich werden, sind zwei Dinge erforderlich: Die Affäre muss endgültig, sofort, ohne Hintertürchen, beendet werden. Es darf ab sofort keinen Kontakt mehr zu ihr geben. Sie müssen die Affäre Schritt für Schritt aus Ihrem Denken und Fühlen herausbekommen. Parallel dazu müssen Sie Ihre Gefühlswelt zu Ihrem festen Partner langsam wieder aufbauen, gemeinsame Erlebnisse zwischen Ihnen wieder entstehen lassen. Besondere Bedeutung hat dabei die körperliche Nähe. Ohne ein befriedigendes Sexualleben wird es schwierig werden, die Beziehung wieder für beide Partner glücklich/zufrieden zu gestalten. Nur wenn es Ihnen gelingt, sowohl die Affäre zu vergessen als auch die bestehende Beziehung neu zu beleben, hat Ihre Beziehung noch eine Zukunftschance. Da Ihr betrogener Lebenspartner noch nichts von der Affäre weiß, sollten Sie sie auch nicht eingestehen und dafür Sorge tragen, dass er auch nie davon erfahren wird. Es gilt das Gleiche wie schon oben in Situation eins, aus denselben Gründen: Was ich nicht weiß, macht mich nicht heiß.

Dritte Situation: *Wie Situation zwei, Sie entscheiden sich wieder für Ihre bestehende Beziehung und beenden die Affäre. **Allerdings hat Ihr betrogener Lebenspartner jetzt Kenntnis von der Affäre. Entweder weil Sie gebeichtet haben oder weil er auf andere Weise dahintergekommen ist.*** In dieser Konstellation liegt eine sehr schwere, möglicherweise nicht lösbare Aufgabe vor beiden Partnern. Die Aufgabe ist doppelt schwer, wenn der betrogene Partner von der Affäre nicht von Ihnen erfahren hat, sondern es selbst entdeckt hat oder, noch schlimmer, ihm von Dritten zur Kenntnis gebracht wurde. Dann fühlt er sich doppelt betrogen, einmal wegen der Affäre an sich und zusätzlich, weil Sie die Sache nicht selbst gebeichtet haben. In jedem Fall ist das Vertrauensverhältnis völlig zerstört. Der betrogene Partner ist seelisch und gefühlsmäßig massiv verletzt. Erste Voraussetzung für eine Zukunft der Beziehung ist, dass er unter diesen Umständen überhaupt zu einer Versöhnung mit Ihnen bereit ist und nicht die Trennung möchte. Um diese Entscheidung zu treffen, ist die Beantwortung folgender Frage für den betrogenen Partner von essenzieller Bedeutung: Kann er Ihnen die Affäre wirklich verzeihen? Wirklich verzeihen bedeutet, die Affäre zusammen mit Ihnen respektvoll aufzuarbeiten, das gegenseitige Vertrauen wiederherzustellen, Sie nicht zu kontrollieren, körperlich und sexuell wieder liebevoll miteinander umzugehen, Ihnen die Affäre nicht ständig vorzuwerfen, Sie nicht wie einen Übeltäter, sondern respektvoll zu behandeln, kurzum, die Affäre aus den eigenen Gedanken und Gefühlen zu verbannen. Für das mittel- und langfristige Glück des betrogenen Partners ist es entscheidend, dass er sich darüber klar wird, ob er dieses umfassende Verzeihen tatsächlich wird leisten können. Natürlich nicht sofort, von heute auf morgen, aber nach einer angemessenen Zeit der vorsichtigen Wiederannäherung. Wenn er das jetzt schon mit einem klaren Nein beantworten kann, ist es sinnvoller, sich zu trennen. Sonst wird der Versöhnungsversuch eine endlose Quälerei und höchstwahrscheinlich nicht erfolgreich sein. Ist er dagegen unsicher oder hat den festen Willen, es zu versuchen, spricht nichts dagegen, einen Versuch zu starten. Stellt sich dann in dessen Verlauf heraus, dass es einfach nicht geht, kann der Versuch jederzeit abgebrochen werden. Aber selbst wenn der betrogene Partner gewillt ist und es tatsächlich schafft, zu verzeihen, müssen auch Sie parallel dazu eine ebenso schwere Aufgabe lösen: Sie müssen die Affäre aus Ihren Gedanken verbannen und sich gefühlsmäßig wieder dem festen Partner annähern. Für Sie ist es ähnlich wie oben bei Situation zwei. Dort hatten Sie es nur alleine mit sich selbst zu tun, weil Ihr Partner nichts von der Affäre wusste. Jetzt kommt es auf das Zusammenspiel mit dem betrogenen Partner an. Die Wiederannäherung wird Zeit in Anspruch nehmen und setzt bei beiden Partnern viel guten Willen und Disziplin voraus. Wichtig ist in der Aufarbeitungsphase, dass beide Partner ihre Selbstachtung nicht verlieren und trotz der tiefgreifenden Emotionen stets respektvoll miteinander umgehen. Beide sollten stets auf Augenhöhe sein. Derjenige, der die Affäre begangen hat, ist nicht der Schuldige, der jetzt zu allem demütig sein Haupt senkt und allem zustimmt. Der Betrogene sollte der Versuchung widerstehen, seiner vermeintlichen Machtposition nachzugeben und den reumütigen Rückkehrer ständig an sein Vergehen zu erinnern. Jede Krise bietet aber auch Chancen, wenn beide Partner sie dazu nutzen, ihre Beziehung gemeinsam intensiv aufzuarbeiten: Was lief in der Vergangenheit bei uns gut, was schlecht, warum kam es zu der Affäre, was müssen wir ändern? Dann kann die Beziehung in Zukunft möglicherweise sogar deutlich besser funktionieren als vor der Affäre und gestärkt aus der Krise hervorgehen. Um es auf den Punkt zu bringen: Werden beide Partner bereit und dazu in der Lage sein, das zukünftige Miteinander so zu leben, als hätte es die Affäre nicht gegeben? Nur wenn das funktioniert, hat die Beziehung eine Chance, harmonisch weiterzubestehen. Wenn nicht, ist es aus der Glücksperspektive ratsam, sich zu trennen und sich die Mühsal eines vergeblichen Versöhnungsversuchs zu ersparen. In jedem Fall handelt es sich für beide Partner um eine psychologisch und emotional extrem schwierige Situation. Sie wird noch wesentlich komplexer, wenn auch Kinder involviert sind. Ich rate deshalb, sich professionelle Hilfe zu holen, z. B. durch eine Paartherapie. Das erhöht die Wahrscheinlichkeit, dass die Partner wieder zueinanderfinden und von den negativen Gefühlen und Empfindungen so schnell wie möglich wieder zu den für das Glücksniveau wichtigen angenehmen Empfindungen zurückfinden.

Vierte Situation: *Es kommt zur Trennung, entweder weil Sie sich für die Affäre entschieden haben oder weil Ihr Lebenspartner nicht zur Versöhnung bereit ist.* Wie in der dritten Situation liegt eine sehr schwere Aufgabe vor ihnen beiden, allerdings unter anderen Vorzeichen. Dort musste man sich wieder zusammenfinden, jetzt müssen beide die Trennung verarbeiten. Das ist ein völlig anderes Szenario mit grundlegend anderen Herausforderungen. Beide Partner lassen einen wesentlichen Teil ihres alten Lebens zurück und müssen sich neu zurechtfinden.

Zuallererst sollten sich die Partner zügig familiär und wirtschaftlich auseinanderdividieren. Das ist für das Glücksniveau beider Partner der wichtigste Schritt. Solange dieser Prozess andauert, kommt es immer wieder zu aufwühlenden, emotional sehr belastenden Momenten. Extrem hinderlich für einen respektvollen Umgang miteinander sind insbesondere das Waschen schmutziger Wäsche und gegenseitige Vorwürfe. Zu den ohnehin schon bestehenden seelischen Verletzungen kommen dann weitere hinzu. Erst wenn die Trennung familiär, wirtschaftlich und juristisch abgeschlossen ist, wird ein Schlusspunkt gesetzt und beide Partner können besser zur Ruhe kommen. Welche Maßnahmen in dem Trennungsprozess notwendig sind, hängt von der jeweiligen Situation ab. Sind die Partner verheiratet oder leben sie in einer Beziehung ohne Trauschein, existiert gemeinsames Vermögen, insbesondere Grundbesitz, gibt es Verträge zwischen ihnen, werden Unterhaltsverpflichtungen entstehen usw.? Auch ein Versorgungsausgleich spielt evtl. eine gewichtige Rolle. Das ist der wirtschaftliche Teil der Trennung. Falls es gemeinsame Kinder gibt, kommt der familiäre Aspekt hinzu. Wie wird das zukünftige Beziehungsgeflecht zwischen den Kindern und den Eltern aussehen? Wer hat die Erziehungsberechtigung, bei wem werden die Kinder wohnen, wie soll ein Besuchsrecht aussehen, wer finanziert deren Unterhalt usw.? Die Gefahr ist groß, dass sowohl die Eltern die Kinder zum Spielball der Trennung machen als auch umgekehrt, die Kinder die Eltern. Um das zu verhindern, sollte für alle Beteiligten gelten, nicht *übereinander* zu reden, sondern *miteinander*. Am besten mittels eines runden Tischs, an dem beide Elternteile und die Kinder teilnehmen. Es werden die Regeln für den zukünftigen Umgang miteinander gemeinsam besprochen und verbindlich festgelegt. Die aktive Zustimmung aller Beteiligten zu diesen Regeln ist essenziell, um in der Zukunft eigenmächtige Abweichungen davon (Spielchen) zu verhindern.

Sowohl zu den wirtschaftlichen als auch zu den familiären Aspekten existieren z. T. komplizierte gesetzliche Vorschriften. Um den ganzen Prozess zu beschleunigen, ist es daher ratsam, professionelle Hilfe zu holen, bevor Gespräche über die Trennung beginnen. Idealerweise einigt man sich auf einen gemeinsamen Anwalt, der die Beratung für beide Partner gleichzeitig durchführt und erläutert, was die jeweiligen Rechte, gesetzlichen Ansprüche und Pflichten sind. Ob und inwieweit davon abgewichen werden soll, ist danach miteinander zu klären. Allerdings sind die Partner häufig emotional nicht in der Lage, diese Gespräche mit gegenseitigem Respekt ergebnisorientiert zu führen. Es bietet sich dann die Hinzuziehung eines Moderators an, auf den sich beide einigen. Dieser Weg kann allerdings nur dann erfolgreich sein, wenn der Moderator nicht zwischen den Parteien hin- und herpendelt und Botschaften überbringt, sondern bei allen Gesprächen alle Beteiligten physisch anwesend sind.

Die wirtschaftlichen und familiären Modalitäten des Auseinandergehens müssen die Partner zusammen klären. Daneben ist die Trennung auch noch von jedem für sich selbst alleine zu verarbeiten. Das ist sowohl für den verlassenden als auch für den verlassenen Partner ein sehr schmerzlicher Prozess mit unterschiedlichsten psychischen und emotionalen Belastungen, die nicht selten zu schweren Krankheitsbildern führen. Für das Glücksniveau ist es deshalb für beide wichtig, diese belastende Situation schnellstens zu beenden. Oft ist der erfolgversprechendste Weg dazu, sich professionelle Hilfe bei einem Therapeuten zu holen. Hilfsweise finden Sie im Internet zahlreiche Publikationen, z. B. von Doris Wolf, »Wenn der Partner geht«, von Fiona Glock, »Trennung überwinden« oder auch Tipps von der Universität Mainz auf deren Website unter dem Suchbegriff »Tipps zum Umgang mit Trennungen«. Begleitend dazu können z. B. hilfreich sein: Gespräche mit Freunden, rausgehen in die Natur, Sport treiben oder generell sich viel gönnen, was der Seele guttut. Ein Bekannter hatte eine ungewöhnliche Idee, um seine Trennung (als Verlassener) zu verarbeiten. Er hatte sich eine »Überlebens-Playlist« mit Liedern erstellt, in denen es hauptsächlich um den Aufbau seines verlorenen Selbstwertgefühls geht. Diese Musik hat er sich immer wieder angehört, was ihm sehr geholfen hat. Beispielsweise waren folgende Lieder in seiner Liste enthalten:

Gloria Gaynor: I will survive
Gitte Haenning: Eines Morgens, eines Tages
Gitte Haenning: Ich will alles (die Version von 2010)
Johnny Rivers: It's too late (nicht: It's too late von Carole King)
Cher: Strong enough

Vielleicht hilft Ihnen dieser Ansatz ebenfalls und Sie basteln sich Ihre eigene Playlist mit »Überlebensliedern«.

Die Partnerschaft wird durch Kinder erweitert

Wunschkinder bereichern eine Beziehung und können das Glücksniveau der Partner steigern. Gleichzeitig kommen auf die Partnerschaft, insbesondere beim ersten Kind, große Herausforderungen zu. Das Miteinander und die Tagesabläufe ändern sich. Die Statik zwischen den vier Ebenen verschiebt sich oft zur Ebene drei hin. Die sich daraus ergebenden Konflikte können dazu führen, dass sich einer oder beide Partner zunehmend unzufrieden und unglücklich fühlen, was schließlich zum Scheitern der Beziehung führen kann. Was kann man tun, um auch mit Kindern glücklich/zufrieden zu sein und einer Trennung vorzubeugen? Wir kommen damit zur dritten Ebene, der Beziehung zu Ihren Kindern.

Die dritte Ebene: Die Beziehung zu Ihren Kindern

Grundlegendes

Gegenüber Ihren Kindern haben Sie eine besonders große Verantwortung, größer als gegenüber Ihrem Lebenspartner oder gegenüber jedem anderen Menschen. Sie haben Ihre Kinder zusammen mit einem anderen Menschen gezeugt, sie ins Leben gerufen. Ohne diesen Zeugungsakt würden die Kinder nicht existieren. Sie haben Sie nicht darum gebeten, geboren zu werden, sie wurden nicht gefragt. Nein, **Sie** haben sie ins Leben gerufen, also sind auch **Sie** dafür verantwortlich, die Kinder in ihrem Leben zu begleiten und sich um sie zu kümmern. Gleichzeitig hat diese Verantwortlichkeit aber auch Grenzen. Sie bleiben gegenüber dem Kind ein eigenständiger Mensch mit dem Recht auf Pflege der eigenen Persönlichkeit. Zudem verringert sich der Grad Ihrer Verantwortlichkeit fortlaufend mit zunehmendem Alter des Kindes. Irgendwann muss es auf eigenen Füßen stehen, ist für sich selbst verantwortlich. In Deutschland hat der Gesetzgeber diesen Zeitpunkt auf das vollendete achtzehnte Lebensjahr festgelegt. Von da an sind Sie, rein rechtlich gesehen, grundsätzlich nicht mehr für Ihr Kind verantwortlich. In aller Regel besteht jedoch noch bis zu Ihrem eigenen Tod oder dem des Kindes weiterhin eine moralische Verantwortlichkeit zwischen Eltern und Kind, allerdings in beide Richtungen. Aus diesen grundsätzlichen Überlegungen ergeben sich zwei Aspekte für die Beziehung zu Ihren Kindern, der zeitliche und der erzieherische.

Der zeitliche Aspekt der Beziehung

Das Kind benötigt Zuwendung, körperliche Nähe und besonders im ersten Jahr nach der Geburt intensive Körperpflege. Daneben muss es gefüttert werden. Das alles kostet Zeit. Dadurch geraten Sie in jedem Fall in einen Konflikt. Der Tag hat nur 24 Stunden und die Zeit, die Sie Ihrem Kind schenken, müssen Sie irgendwo bei den anderen drei Ebenen wegnehmen. Da das Einkommen die wirtschaftliche Grundlage für das Leben Ihrer Familie bildet, scheidet der Beruf für das Zeitwegnehmen in aller Regel aus, vorbehaltlich einer möglichen Elternzeit. Bleiben nur die Ebenen 1, 2 und 4, von denen Sie Zeit wegnehmen können. Leider gehen dann viele Elternpaare, zumindest in den ersten Babyjahren nach der Geburt eines Kindes, einen verhängnisvollen Weg. Es gibt nur noch Kind und Arbeit. Im Rausch des Glücks, Eltern zu sein, werden das eigene Ich, die Beziehungen zum Partner und zum Rest der Welt stark, manchmal völlig vernachlässigt. Dadurch ist mittelfristig auf Ebene 1 das individuelle, persönliche Unglücksgefühl beider Partner vorprogrammiert, damit verbunden auf Ebene 2 die starke Gefährdung der Paarbeziehung bis hin zur Trennung und ebenso auf Ebene 4 die Gefährdung der Beziehungen zum Rest der Welt. In Deutschland schwankte die Scheidungsrate in den Jahren 2000 bis 2019 zwischen 33 und 50 %. Dabei trennten sich Paare am häufigsten 3–4 Jahre nach der Geburt des ersten Kindes.[12, 13] Der Grund dafür ist fast immer die Vernachlässigung der Ebenen 1, 2 und 4. Die eigenen (berechtigten) Ich-Interessen der Elternteile (Passionen/Hobbys) werden nicht mehr gepflegt. Daneben schläft die Paarbeziehung schleichend ein. Es gibt keine gemeinsamen Momente mehr, Zärtlichkeiten und Sexualität bleiben auf der Strecke. Ebenso werden die Beziehungen zu Freunden und dem weiteren Umfeld (Ebene 4) vernachlässigt. Im Ergebnis fühlen sich die Partner dann in der Beziehung nicht mehr glücklich und zufrieden. Natürlich wird insbesondere in den ersten Monaten nach der Geburt der Schwerpunkt eindeutig auf Ihrer Beziehung zu den Kindern liegen. Das ist völlig normal und auch in Ordnung. Ja, es ist doch ein Glücksgefühl, Eltern zu sein. Genießen Sie die Zeit mit dem Baby. Gleichzeitig geht es darum, die anderen drei Ebenen auch während dieser Zeit nicht völlig auf Eis zu legen. Nach der Babyphase kommen die Krabbelstube-, Kindergarten-, Schul-, Pubertäts-, Ausbildungs-/Studienphasen und schließlich die ersten Berufsjahre. Jeder Abschnitt hat seine speziellen Herausforderungen. Wichtig ist, dass Sie jederzeit auf die Ausbalancierung aller vier Ebenen achten. Absoluten Stillstand in einer oder mehreren Ebenen sollten Sie auf jeden Fall vermeiden. Um Ebene 1 (Sie selbst) auch während der Baby- und Kleinkindphase zu pflegen, könnten Sie mit Ihrem Partner vereinbaren, dass sich einmal wöchentlich oder zweiwöchentlich im Wechsel nur einer von Ihnen beiden um die Kinder kümmert. Dadurch hätten Sie jeweils einen Tag zur freien Verfügung. Zur Pflege der Ebenen 2 (Sie und Ihr Partner) und 4 (Ihre Beziehungen zum Rest der Welt) könnten Sie sich z. B. dadurch Freiraum verschaffen, dass Sie die Kinder für einen Tag, eine Nacht oder auch ein komplettes Wochenende zur Betreuung an Oma und Opa, Tante, Onkel oder auch einen Babysitter übergeben. Falls Sie Freunde mit Kindern haben, könnten Sie auch einen »Ringtausch« vereinbaren, d. h., ein Wochenende übernehmen Sie die Betreuung der Freundeskinder und an einem anderen Wochenende umgekehrt. Das sind nur einige denkbare Möglichkeiten, wie Sie sich auch mit Kindern Freiräume schaffen können. Natürlich hängen Ihre tatsächlichen Optionen von Ihren konkreten Lebensumständen ab. Die können eingeschränkt sein, wenn Sie z. B. alleinerziehend, Oma und Opa leider schon verstorben oder Ihre finanziellen Mittel für einen Babysitter begrenzt sind. Aber auch dann sollten Sie nicht aufgeben und nach Möglichkeiten suchen. Seien Sie sich bewusst, dass nicht nur Ihr eigenes Glück mittel- und langfristig davon abhängt, ob Sie sich die genannten Freiräume schaffen. Auch für Ihre Partnerschaft ist es von großer Bedeutung und schließlich wird auch das Wohlbefinden Ihrer Kinder von glücklichen, zufriedenen Eltern profitieren. Anzumerken ist noch, dass es nichts mit Egoismus oder gar Rabeneltern zu tun hat, für sich selbst und den Partner trotz Kindern Freiräume zu schaffen. Wie schon bei den Ebenen 1 und 2 besprochen: Sie bleiben Ihr ganzes Leben lang immer und ausnahmslos ein Individuum, das ein Recht auf SEIN Leben hat. In Beziehungssituationen haben Sie natürlich eine Verantwortung für Ihre Gegenüber. Bezüglich Ihrer Kinder is sie besonders groß, weil Sie es waren, die sie ins Leben gerufen haben. Dennoch hat es nichts mit Egoismus zu tun, wenn Sie auch auf sich selbst achten. Das ist Ihr gutes Recht.

Der erzieherische Aspekt der Beziehung

Der erzieherische Aspekt der Beziehung zu Ihren Kindern ergibt sich aus dem Ziel der Erziehung, die Kinder zu eigenständigen, selbstbewussten Persönlichkeiten reifen zu lassen und sie auf die Herausforderungen des Lebens vorzubereiten. Sie erziehen die Kinder über Ihr Verhalten und Ihren Umgang mit ihnen. Was sind die wichtigsten Faktoren, die Sie dabei beachten sollten, um das Erziehungsziel zu erreichen und gleichzeitig Ihre Beziehung zu den Kindern möglichst stressfrei und harmonisch zu gestalten?

Regeln und Grenzen festlegen

Das Erste, was Kinder lernen müssen, ist, dass es Regeln gibt, denn das Zusammenleben mit Mitmenschen ist immer regelbasiert. Auf der Ebene eines Staates sind das die Gesetze, die die Bevölkerung zu beachten hat. Für den Familienverbund legen die Eltern die Regeln fest, die von den Kindern zu befolgen sind. Bei der Gestaltung und Umsetzung des Regelwerkes sollten die Eltern Folgendes unbedingt beachten:

- Die Erziehungsrichtlinien und die für die Kinder geltenden Regeln werden von den Eltern *gemeinsam* festgelegt.
- Regeln haben nur dann einen Sinn, wenn die Nichteinhaltung Konsequenzen hat. Welche das sind, bestimmen die Eltern ebenfalls gemeinsam. Die Sanktionen sollten sich nach der Schwere des Verstoßes richten und eine gewisse Flexibilität beinhalten.

- Die Eltern dürfen sich nicht gegeneinander ausspielen lassen. Kinder testen immer wieder, wie weit sie Regeln und Grenzen überschreiten können. Ein beliebtes Vorgehen ist dabei, das Austesten bei Mutter und Vater jeweils getrennt zu versuchen. Das wird nur dann nicht erfolgreich sein, wenn sich beide Elternteile strikt an die gemeinsam getroffenen Regelungen halten und immer mit einer Stimme sprechen.

Da Kinder direkt von Geburt an klar definierte Grenzen brauchen, sollten sich die Eltern schon während der Schwangerschaft über die Regeln und Erziehungsrichtlinien einigen. Ohne solche Grenzsetzungen gefährden Sie nicht nur Ihr eigenes, sondern auch das Glück Ihrer Beziehung, denn ohne Regeln wird das Kind das Familienleben weitestgehend bestimmen oder sogar terrorisieren. Ich war kürzlich bei einem Elternpaar zu Besuch, das eine 16 Monate alte Tochter hat. Dort konnte ich die Folgen fehlender Grenzen hautnah erleben. Das Kind muss nur leicht quengeln und sofort ist ein Elternteil zur Stelle. Wenn nicht, steigert sich das leichte Quengeln zu einem infernalischen Geschrei, bis jemand reagiert. Wird dann der Wille der Tochter erfüllt und sie z. B. zu ihren Kuscheltieren gesetzt, ist das Spiel noch nicht beendet. Sollte sich die Mutter/der Vater entfernen wollen, geht das nur mit Genehmigung des Kindes. Andernfalls geht das Quengeln/Schreien wieder los und endet nur, wenn die Mutter/der Vater bleibt. Nach einer Weile kündigt das Kind durch quengeln an, dass es jetzt auf den Arm genommen werden möchte, was natürlich sofort erfüllt wird. Der Versuch, die Tochter wieder abzusetzen, scheitert so lange am sofort einsetzenden Schreien, bis das Kind erneut einen anderen Wunsch hat und dessen sofortige Umsetzung verlangt. So geht es in einem fort. Die Tochter hat auch schon zwei Kindermädchen vergrault, die diesen Zirkus nicht mitmachen wollten. Im Ergebnis haben die Eltern kaum noch Freiräume für eigene Aktivitäten, sind völlig frustriert und unglücklich. Die Ehe steht jetzt kurz vor der Scheidung. Das Problem besteht darin, dass diesem Kind keine Grenzen gesetzt werden. Was könnte eine geeignete zielführende Maßnahme sein? Die Einführung eines feststehenden Rituals wäre erfolgversprechend. Die Eltern kaufen beispielsweise ein Laufgitter und platzieren darin Lieblingsspielzeuge der Tochter. Immer wenn die Eltern Freiräume benötigen und sich das Kind eine Weile alleine beschäftigen soll, wird es in das Laufgitter gesetzt. Die Prozedur wird begleitet von einem Schmatzer auf die Wange und einem zärtlichen Streicheln über den Kopf sowie einer feststehenden, freundlichen Ansprache, z. B.: »Viel Spaß beim Spielen, mein Schatz.« Falls das Kind zu quengeln oder schreien anfängt, wenn sich Mama/Papa vom Laufgitter wegbewegt, sollte mit einem klaren und betont ausgesprochenen »Nein« reagiert werden. Keinesfalls zum Laufgitter zurückkehren und gegebenenfalls das »Nein« mehrmals wiederholen. Die Bedeutung des »Nein« wird das Kind sehr schnell verstehen und wenn sich der Ablauf des Prozederes wiederholt, wird es die Regel normalerweise auch verstehen und akzeptieren. Das »Nein« sollte standardmäßig auch bei allen anderen Vorgängen verwendet werden, bei denen dem Willen des Kindes nicht nachgegeben werden soll.

Mit dem Älterwerden der Kinder ändern sich naturgemäß auch die Regeln. Sie könnten, je nach Alter, beispielsweise wie folgt lauten:
- Die Familie trifft sich, von begründeten Ausnahmen abgesehen, immer zum gemeinsamen Abendessen.
- Beim Essen gibt es generell weder Handys noch Fernseher noch Computer noch sonstige Medien.
- Abends sind die Kinder, je nach Alter, spätestens um 20:00, 21:00, 22:00 Uhr zu Hause.
- Täglich wird maximal 1 Stunde am Computer, Handy, Fernseher usw. verbracht.
- 1 x wöchentlich werden Flaschen entsorgt.
- In der Schule sind Zeugnisnoten von 1 bis 3 gute Noten. Ab Note 4 wird die Freizeit drastisch gekürzt und die Lernzeit deutlich erhöht.

Je mehr die Kinder in die Festlegung der Regeln einbezogen und ihre Wünsche und Bedürfnisse angemessen berücksichtigt werden, umso größer ist dann deren Akzeptanz. Zudem werden die Eigenverantwortung und Selbstständigkeit gefördert, wenn den Kindern ein gewisser Freiraum eingeräumt wird, in welcher Weise sie die vereinbarten Regeln umsetzen. So könnten sie beispielsweise in den obigen Vorschlägen selbst entscheiden, wann sie die eine Computerstunde in den Tagesablauf einbauen wollen, statt diese strikt festzulegen, immer von 16:00 bis 17:00 Uhr. Oder wann in der Woche die Flaschen entsorgt werden, statt immer am Mittwoch. Auch ihr Schul- und Lernmanagement könnte den Kindern völlig überlassen werden, solange die Noten nicht schlechter als befriedigend (3) sind. Also z. B. keine Kontrolle der Hausaufgaben usw.

Meinung der Kinder berücksichtigen

Neben der Einbeziehung der Kinder in die Festlegung der Familienregeln sollte mit zunehmendem Alter ihre Meinung auch bei Familienentscheidungen berücksichtigt werden. Beispielsweise bei Fragen wie »Wohin fahren wir gemeinsam in Urlaub?«, »Wie soll das neue Familienauto aussehen?« oder auch »Wie soll der Speiseplan gestaltet werden: ausgewogen, von allem etwas oder vegetarisch oder vegan?«. Das Einbeziehen der Kinder erhöht auch hier die Akzeptanz der Entscheidungen, weil sie daran selbst beteiligt waren und die Gründe dafür kennen. Besondere Bedeutung hat die Beteiligung der Kinder bei Fragen, die hauptsächlich oder ausschließlich sie selbst betreffen, z. B. »Welche Sportart möchtest du betreiben?«, »In welchen Kindergarten, auf welche Schule möchtest du gehen?«, »Möchtest du ein Instrument erlernen?«. Hier ist das Mitwirken der Kinder essenziell und sollte ausnahmslos in jedem Fall erfolgen.

Vertrauen aufbauen

Ein weiteres wesentliches Element für ein harmonisches Familienleben ist, ein Vertrauensverhältnis zwischen Eltern und Kindern aufzubauen. Um das zu erreichen, ist es elementar, jedes Problem, mit dem die Kinder zu den Eltern kommen, ernst zu nehmen und darüber zu sprechen. Gleichzeitig sollten Sie die Probleme der Kinder in diesen Gesprächen nicht für sie lösen, sondern sie dabei (nur) als Berater unterstützen. Ihr Kind kommt beispielsweise zu Ihnen und berichtet, es habe einen Streit mit seinem besten Freund und möchte wissen, was es machen soll. Legen Sie Ihrem Kind dar, wie Sie die Situation einschätzen und was es alles bedenken sollte. Sie können ihm dann raten, was Sie tun würden. Keinesfalls sollten Sie etwas in Richtung

»Mach es so« äußern. Vielmehr sollten Ihre abschließenden Worte ungefähr lauten: »Aus meiner Sicht stellt sich die Lage so und so dar und es gibt mehrere Lösungsmöglichkeiten. Ich rate dir, die Sache so und so zu behandeln. Aber am Ende musst **du** die Entscheidung treffen, was **für dich** am besten ist und wie **du** es machen möchtest. Komm mir nicht später und klage mich an, ich sei an deinem Unglück schuld, **weil ich gesagt hätte, du sollst/musst es so und nicht anders machen.**« Neben der Stärkung des Vertrauensverhältnisses fördert Ihre Beschränkung auf eine Beraterrolle nebenbei auch noch die Eigenständigkeit und das Selbstbewusstsein der Kinder. Gleichzeitig gilt die Empfehlung, bei Problemen (nur) in die Beraterrolle zu schlüpfen, natürlich nicht, wenn Ihr Kind in einer Situation ist, die es alleine nicht lösen kann oder in der Ihr aktives fürsorgliches elterliches Eingreifen erforderlich ist. Ihr Kind wird beispielsweise gemobbt, ist in einen Verkehrsunfall verwickelt, ist physisch oder psychisch belastet oder ist im Internet in eine Falle getappt.

Neben der beratenden Rolle bei Problemen ist es für das Vertrauensverhältnis ebenso essenziell, auf emotionale Erzählungen der Kinder angemessen zu reagieren, egal wie belanglos der Vorgang aus Sicht der Eltern ist. Wenn Ihnen beispielsweise Ihr pubertierender Sohn begeistert davon erzählt, dass er am Vortag mit seinem Schwarm erstmals Hand in Hand spazieren gegangen ist, und Sie machen sich darüber lustig, wird Ihr Sohn Ihnen höchstwahrscheinlich nie wieder etwas über seine Liebesbeziehungen erzählen.

Zum Aufbau eines Vertrauensverhältnisses ist es des Weiteren förderlich, wenn die Kinder jederzeit informiert sind, was in der Familie »los ist«. Das kann am besten über regelmäßige Treffen der gesamten Familie gewährleistet werden, z. B. beim täglichen gemeinsamen Abendessen. Dabei kann ein entspannter Austausch über alle Familienangelegenheiten erfolgen, beispielsweise was bei den Kindern in der Schule und bei den Eltern am Arbeitsplatz los war, was in der kommenden Woche auf dem Speiseplan stehen soll, welche Aktivitäten geplant sind, welche Arbeiten von wem zu erledigen sind, ob irgendetwas Besonderes ansteht usw. Dadurch kann sich bei den Kindern das Gefühl entwickeln, ein gleichberechtigtes und wichtiges Mitglied der Familie zu sein.

Auch wenn Sie alle in diesem Kapitel genannten Erziehungsempfehlungen beachten, werden sich trotzdem immer wieder Spannungen mit Ihren Kindern aufbauen. Gleichzeitig erhöht die Umsetzung der Empfehlungen die Wahrscheinlichkeit deutlich, dass diese Spannungen in einem erträglichen Rahmen bleiben und sich nicht allzu negativ auf Ihr Glücksniveau und die Beziehung zu Ihren Kindern auswirken.

»Ja, die Kids«, meinte Felix. »Besonders in der Pubertät kann es ziemlich schwierig mit deinen Empfehlungen werden. Da sind die Kinder doch oft sehr schwierig. Aber grundsätzlich stimme ich dir zu. Je mehr man die Kinder in Entscheidungen und das Aufstellen von Regeln mit einbindet, ihre Meinungen berücksichtigt, desto kooperativer und problemloser gestaltet sich das Zusammenleben. Die Kids fühlen sich dann einfach mehr wertgeschätzt. Okay, dann leg jetzt mal los mit der letzten, der vierten Ebene. Ich glaube, ich, als dein Freund, falle in diese Kategorie, oder?« »Ja«, das ist so, »du gehörst sozusagen zum Rest der Welt.« »Na, dann bin ich mal gespannt, was auf mich zukommt«, schmunzelte Felix.

Die vierte Ebene: Ihre Beziehungen zum Rest der Welt

Der Rest der Welt umfasst, wie der Name schon sagt, einen üppigen, bunten Strauß an verschiedensten Personengruppen, zu denen Sie Kontakt haben. Für Ihr Glück sind vor allem die Beziehungen **zur weiteren Familie, zu Ihrem Freundeskreis** und **zu Ihrem Arbeitsumfeld** von Bedeutung. In allen drei Bereichen existieren komplexe Verflechtungen zwischen den beteiligten Personen. Sie haben es nicht nur mit einem Gegenüber zu tun, sondern mit mehreren Menschen. Bei der Pflege der Gruppenbeziehungen müssen Sie deshalb nicht nur Ihre direkten Verbindungen zu jedem Einzelnen beachten, sondern auch noch deren Beziehungen untereinander. Erschwerend kommt hinzu, dass die Spielregeln in den drei Bereichen unterschiedlich sind. Im Familienkreis agieren und kommunizieren Sie anders als im beruflichen Umfeld und mit Ihren Freunden nochmal anders. Entsprechend können sich unzählige verschiedene Konstellationen innerhalb der drei Gruppen ergeben, die aus der Glücksperspektive jeweils unterschiedliche Verhaltensweisen von Ihnen verlangen. Aus diesem Grund kann ich hier nur allgemeine Grundregeln empfehlen, wie Sie mit den verschiedenen Gruppen umgehen sollten, um Ihr Glück, Ihre Zufriedenheit zu erhöhen. Über allem steht dabei der Grundsatz: Bleiben Sie sich selbst treu, bewahren Sie sich insbesondere Ihre Nicht Verhandelbaren Positionen. Ihr Leitmotto könnte sein: Ich verhalte mich so, dass ich jederzeit in den Spiegel schauen kann und mit dem Anblick zufrieden bin. Dazu ist es für alle drei Beziehungsbereiche essenziell, dass Sie Konflikte ausfechten und nicht unter den Teppich kehren. Erinnern Sie sich daran, was Menschen angesichts ihres Todes in der Rückschau auf ihr Leben am meisten bereut haben: *Dass sie nicht so gelebt haben, wie sie es selbst wollten, sondern so, wie es andere von ihnen erwarteten.*[6] Diesen Fehler sollten Sie nicht begehen.

Ihre weitere Familie

Die Beziehungen zu Ihrem Lebenspartner und zu Ihren Kindern haben wir bereits bei den Ebenen 2 und 3 ausführlich betrachtet. Jetzt geht es um Ihr Verhältnis zur weiteren Familie, den Eltern, Geschwistern, Großeltern, Tanten, Onkeln, der Familie Ihres Lebenspartners usw. Enge, harmonische familiäre Kontakte sind gewichtige und wertvolle Mosaiksteine in Ihrem 500-Puzzleteile-Bild, die viel zu Ihrem Glück/Zufriedenheit beitragen können. Gleichzeitig weist diese Gruppe zwei Besonderheiten auf, die es unter Umständen erschweren, solche harmonischen Beziehungen zu gestalten. Erstens haben Sie keinen Einfluss auf die Zusammensetzung des Familienverbundes. Ihre direkten Verwandten wie z. B. Eltern, Geschwister, Tanten, aber auch die Verwandtschaft Ihres Lebenspartners können Sie sich nicht aussuchen. In dieser Gesamtgruppe wird es unterschiedliche Charaktere geben, mit denen Sie entweder gut, neutral oder weniger gut harmonieren, bis hin zu Personen, mit denen Sie, wenn Sie frei wählen könnten, keinerlei Beziehungen haben würden. Zweitens engen die verwandtschaftlichen Bande den Spielraum Ihres Verhaltens gegenüber den Familienmitgliedern aus moralischen Gründen ein. Es wird gesellschaftlich unterschiedlich bewertet, ob Sie z. B. einem Nichtverwandten oder einem Verwandten Hilfe verweigern. Bei den meisten Menschen ist dieser moralische Aspekt Teil ihrer Wertevorstellungen. Der Volksmund drückt das durch den Spruch »Blut ist dicker als Wasser« aus, womit gemeint ist, dass Familienangehörige und Verwandte einem näher stehen und enger mit einem verbunden sind als Freunde, Kollegen oder Fremde. Der Verwandtschaftsstatus verpflichtet Sie sozusagen, mit diesen Menschen rücksichts- und verständnisvoller umzugehen. Wenn Sie dieser Sichtweise folgen, ist Ihr Handlungsspielraum innerhalb des Familienverbundes eingeschränkt. Besonders ist es dadurch deutlich schwerer, sich von einzelnen Angehörigen zu distanzieren und abzugrenzen. Allerdings verringert sich dieser moralische Druck mit abnehmendem Verwandtschaftsgrad. Zwischen Eltern und Kindern ist er sehr hoch, im Verhältnis zu Cousin/Cousine dagegen schon eher gering. Wie also mit der weiteren Familie umgehen?

Soweit zeitlich machbar, sollten Sie versuchen, zu möglichst vielen Familienmitgliedern Beziehungen zu pflegen, bevorzugt zu denjenigen, mit denen Sie harmonieren und/oder einen engen Verwandtschaftsgrad haben. Das kann z. B. mittels regelmäßiger Treffen, gemeinsamer Aktivitäten oder auch Telefonaten geschehen. Wichtig ist, dass Sie die Intensität der einzelnen Beziehungen nach Ihrem eigenen Wohlfühlfaktor ausrichten und sich nicht umgekehrt aufdrängen lassen. Auch der Ablauf und die Atmosphäre von Treffen sowie der Inhalt von Gesprächen sollte weitestgehend Ihren Vorstellungen entsprechen. Soweit es dabei im weitesten Sinne um Aspekte geht, die bei Ihnen zu den Gruppen *Verhandelbar* oder *Unwichtig* gehören, sollten Sie flexibel und geschmeidig agieren, um unnötige Spannungen zu vermeiden. Gleichzeitig geht es nicht darum, Harmonie um jeden Preis herzustellen. Im Familienverbund wird gerne versucht, auf die Lebensweise anderer Familienmitglieder Einfluss zu nehmen. So haben Eltern oft bestimmte Vorstellungen, was aus den Kindern werden soll. Oder sie drängen darauf, dass die Kinder endlich Kinder bekommen, damit sie

Großeltern werden. Möglicherweise wird sogar Druck ausgeübt mit Aussagen wie »Wir haben uns für dich aufgeopfert und wie dankst du uns das jetzt?« Auch die Androhung finanzieller Nachteile ist nicht selten. Aber nicht nur Eltern, auch Geschwister, Onkel und Tanten äußern sich, was man mit seinem Leben machen sollte. Hier gilt es, kühlen Kopf zu bewahren. Es geht schließlich um Ihr Leben und Ihr Glück. Hören Sie sich an, was die anderen zu sagen haben, aber am Ende entscheiden alleine Sie, welchen Weg Sie gehen wollen. Insbesondere ist wichtig, dass Sie keine Ihrer Nicht Verhandelbaren Positionen aufgeben. Decken sich diese nicht mit den Vorstellungen der Eltern oder anderer Familienmitglieder, so müssen Sie deutlich machen, dass jeder Mensch das Recht hat, sein Leben nach seinen eigenen Vorstellungen zu gestalten. So wie Sie die Lebensführung der Eltern und der anderen Familienmitglieder respektieren, können Sie das Gleiche von denen erwarten. Im Idealfall akzeptieren alle Beteiligten die Einstellungen und Lebensweisen der jeweils anderen. Wenn das jedoch nicht der Fall ist und es wird versucht, Sie wegen der Beibehaltung Ihres Standpunktes zu sanktionieren, sollten Sie sich auf keinen Fall beugen. Wird beispielsweise der Kontakt zu Ihnen abgebrochen, so ist das zwar schade und besonders schmerzhaft, weil es um die Familie, möglicherweise sogar um Ihre Eltern geht. Für Ihr Glücksniveau wäre es jedoch schädlich, wenn Sie gegen Ihre Überzeugungen klein beigeben würden. Versuchen Sie, die Tür für eine Wiederannäherung und Versöhnung offen zu halten, ohne in der Sache nachzugeben. Gefordert ist Ihre Konfliktfähigkeit, die ich schon mehrfach angesprochen habe.

Ihr Freundeskreis

Im Gegensatz zu der weiteren Familie können Sie selbst bestimmen, wer zu Ihrem Freundeskreis zählen soll. Dieser Kreis wird sich in Ihrem Leben mehrmals umschichten. Freunde kommen und gehen. Das scheint zunächst ein Widerspruch zu sein, denn Freunde hat man doch fürs Leben. Freundschaften, die jahrzehntelang bestehen, sind jedoch eher die Ausnahme. Und wenn sie existieren, verändert sich erfahrungsgemäß deren Natur und Intensität. Grund für all diese Umschichtungen und Veränderungen sind die Wandlungen in Ihrem Umfeld und die Entwicklung Ihrer eigenen Persönlichkeit und die Ihrer Freunde im Laufe des Lebens. Der erste Freundeskreis ist bis zum Beginn der Pubertät meistens ziemlich stabil. Die ersten Umschichtungen ergeben sich typischerweise, wenn die erste Liebe erblüht. Die Konzentration geht dann auf den Liebespartner über und die Freunde verlieren an Gewicht. Die weiteren Lebensabschnitte können dann laufend zu weiteren Verwerfungen im Freundeskreis führen. Es kommen die Ausbildungs- und Berufsphasen. Parallel dazu die Begründung von Lebenspartnerschaften und die Geburt von Kindern. Später dann die Konsolidierungsphase, man hat beruflich etwas erreicht, die Kinder sind aus dem Haus. Schließlich der Herbst des Lebens, der Ruhestand. In jeder Phase lernen Sie neue Menschen kennen, andere verlieren Sie aus den Augen. Ihr Freundeskreis wird sich deshalb im Laufe der Zeit ziemlich sicher mehrmals ändern. Die Kernpunkte einer wirklich guten Freundschaft ändern sich dagegen nie: Grundlagen sind die gleiche Wellenlänge und Sympathie, auf denen sich eine Freundschaft langsam aufbaut und entwickelt. Essenziell für das Funktionieren ist dann *das Miteinanderreden und das Ausfechten von Konflikten*. Eine Freundschaft ist einer Lebenspartnerschaft sehr ähnlich. Auch auf der Ebene zwei hatten wir gesehen, dass das Miteinanderreden und Konfliktlösungen wichtige Grundlagen für eine glückliche Beziehung sind. Das gilt auch für eine Freundschaft, denn auch Freunde entwickeln sich ständig weiter. Damit man sich nicht auseinanderlebt, ist es erforderlich, sich gegenseitig über das Miteinanderreden auf der Entwicklungsreise mitzunehmen. Oftmals ist der Gedankenaustausch unter Freunden sogar tiefer als mit dem Lebenspartner. Kurzum: Für eine glückliche, zufriedenstellende Freundschaft ist es essenziell, miteinander zu reden, Konflikte auszutragen und sich gemeinsam weiterzuentwickeln.

Ihr Arbeitsumfeld

Im Gegensatz zu allen anderen Lebensbereichen wissen Sie ziemlich genau, wann Ihr Arbeitsleben enden wird, nämlich beim Erreichen des Rentenalters. Ob Sie sich mit Ihrem Arbeitsumfeld im Hinblick auf Ihr Glücksniveau überhaupt noch näher befassen sollten, hängt deshalb von zwei Faktoren ab: Wie viele Jahre sind Sie noch vom Rentenalter entfernt und wie stark ist aktuell Ihre Unzufriedenheit? Je weniger Arbeitsjahre Sie noch vor sich haben, desto mehr sind Sie möglicherweise bereit, auch eine starke Unzufriedenheit zu ertragen. Vielleicht sagen Sie sich: »Wegen dieser kurzen Zeit werde ich jetzt keine großen Veränderungen mehr vornehmen. Die paar Jahre halte ich noch aus.« Wie viele unzufriedene Jahre Sie bereit sind, noch hinzunehmen, müssen Sie selbst entscheiden. Je weiter Sie vom Ruhestand entfernt sind, umso wichtiger ist es jedoch für Ihr Glücksniveau, sich auch mit Ihrem Arbeitsumfeld zu befassen.

Der Bereich ist sehr komplex und von zahlreichen Spezialitäten gekennzeichnet: Hierarchien, finanzielle Abhängigkeiten, Art der Tätigkeit, Betriebsklima, Intensität der Arbeit, Dauer der Fahrt zwischen Arbeitsplatz und zu Hause, psychologischer Druck, Mobbing, Work-Life-Balance und vieles mehr. Gleichzeitig ist das der Bereich, in dem sich ein Großteil Ihres Lebens abspielt. Oft verbringt man mehr Zeit im Arbeitsumfeld als in irgendeinem anderen Bereich – ja, manchmal sogar mehr Zeit als mit der Familie. Gerade wegen dieses Zeitfaktors besteht die Gefahr, dass die Balance zwischen den 4 Ebenen zugunsten der Ebene 4, hier das Arbeitsumfeld, aus den Fugen gerät. Der Extremfall dafür ist der sogenannte Workaholic, ein Mensch, der neben der Arbeit so gut wie nichts kennt und die Ebenen 1 bis 3 stark vernachlässigt. Spätestens beim Eintreten in den Ruhestand wird dieser Mensch in ein tiefes Loch fallen. Aber bereits während seines Berufslebens wird er, abgesehen von kurzen Momenten, höchstwahrscheinlich sehr unglücklich sein. Sie sollten deshalb eine solche Disbalance während Ihres Berufslebens unbedingt vermeiden und immer auch auf die Pflege der Ebenen 1 bis 3 achten. Nichtsdestotrotz werden Sie immer einen großen Teil Ihrer Zeit im Beruf verbringen müssen. Schon deshalb ist der Bereich ein sehr wichtiger Baustein für Ihr Glücksniveau insgesamt und Sie sollten alles daransetzen, darin zufrieden zu sein. Wie schon erwähnt, sind bei der Bewertung des Arbeitsumfelds zahlreiche Einzelfaktoren zu berücksichtigen. Welche das sind, hängt ganz wesentlich davon ab, ob Sie selbständig oder als Angestellter tätig sind. Für beide Fälle sind jedoch die wichtigsten Faktoren, die zur Zufriedenheit beitragen, gleich: Die Arbeit sollte Spaß machen, abwechslungsreich sein, viel Gestaltungsspielräume bieten und die gewünschte Work-Life-Balance ermöglichen. Wenn diese Faktoren gegeben sind, überkompensieren sie sehr oft eher weniger gute Aspekte.

Glücks-/Zufriedenheitstest zum Arbeitsumfeld

Um sich selbst ein Bild über Ihr Glücksniveau in Ihrem Arbeitsumfeld zu machen, schlage ich Ihnen einen Selbsttest vor, der alle wesentlichen Faktoren berücksichtigt, die für Ihre Zufriedenheit in diesem Bereich relevant sind. Der Test ist allerdings auf Menschen zugeschnitten, die in einem Anstellungsverhältnis stehen, also nicht selbständig tätig sind. Sie finden ihn im Anhang I. Als Ergebnis kann Ihr Glücksniveau in eine der folgenden sieben Kategorien fallen:

Sehr glücklich
Glücklich
Ziemlich glücklich.
Neutral (weder glücklich noch unglücklich)
Ziemlich unglücklich
Unglücklich
Sehr unglücklich

Wenn Sie danach sehr glücklich sind, müsste Ihr Berufsumfeld in Ordnung sein und es besteht kein Handlungsbedarf. Der Beitrag dieses Lebensbereichs zu Ihrem Gesamtglücksniveau ist optimal. Bei glücklich oder ziemlich glücklich liegt es an Ihnen, ob Sie weiter nach oben wollen. Ab neutral oder weniger empfehle ich Ihnen zu prüfen, bei welchen Fragen im Test Sie nur wenige Punkte haben. Wenn Sie Ihr Glücksniveau im Bereich Arbeitsumfeld verbessern wollen, sollten Sie an diesen Punkten arbeiten. Je nachdem, um was es sich handelt, kommen unter Umständen größere Veränderungen auf Sie zu. Ihr Handlungsspielraum ist möglicherweise sehr eng. Wenn Sie alleine, aus eigener Kraft nichts ändern können, sollten Sie prüfen, inwieweit Sie Kollegen oder Vorgesetzte einschalten können, um die Lage zu verbessern. Wenn Sie sehr unzufrieden mit Ihrer Situation sind und keine Möglichkeit besteht, etwas zu verändern, sollten Sie einen Arbeitsplatzwechsel oder sogar einen generellen Berufswechsel in Erwägung ziehen. Das erscheint auf den ersten Blick als ein zu drastischer Schritt und wird oftmals vorschnell als Möglichkeit verworfen. Ein Bekannter von mir war als Autohändler eigentlich ganz zufrieden mit seiner Arbeit, richtigen Spaß hatte er dabei aber nicht. Dagegen bereiteten ihm handwerkliche Tätigkeiten im Privatleben großes Vergnügen. Eines Tages entschloss er sich, den Autohandel aufzugeben und stattdessen als neuen Beruf einen Hausmeisterservice am Markt anzubieten. Dadurch hat sich sein Glücksniveau drastisch erhöht. Der Bekannte ist seitdem kaum wiederzuerkennen. Er ist im Gegensatz zu früher deutlich entspannter und ausgeglichener, einfach glücklicher, zufriedener.

Anmerkungen zu Einzelaspekten des Glücks

»Okay«, meinte Felix, »da finde ich mich wieder. Was mein Arbeitsumfeld angeht, so habe ich den Test gemacht und bin bei 65 Punkten gelandet. Danach bin ich also in diesem Bereich ‚Ziemlich glücklich‘, was auch mit der Realität halbwegs übereinstimmt. Vielleicht ist ‚Neutral‘ eher zutreffend. Bevor wir jetzt auseinandergehen, habe ich aber doch noch eine Frage: Inwieweit spielt Geld, Vermögen, Besitz eine Rolle für das Glück? Bin ich glücklicher, wenn ich reich bin?« »Gute Frage«, Felix, »damit beschäftigen sich viele Menschen und auch die Glücksforschung interessiert sich natürlich dafür.« Ich stellte Felix die Erkenntnisse der Glücksforschung zu diesem Thema vor.

Reichtum/Geld

Eine alte Volksweisheit besagt »Geld macht nicht glücklich«. Die Glücksforschung kann allerdings nur die modifizierte Aussage bestätigen: »Geld *alleine* macht nicht glücklich.« Da zahlreiche Mosaiksteine darüber entscheiden, ob Sie glücklich/zufrieden sind, hilft ein auf *Glück* stehender Mosaikstein *Geld* nicht viel, wenn alle anderen Mosaiksteine auf *Unglück* stehen. Geld kann deshalb lediglich einen Beitrag zu Ihrer Zufriedenheit leisten. Ob dieser Beitrag positiv ist und der Mosaikstein *Geld* bei Ihnen auf Glück steht, also mehr angenehme als unangenehme Empfindungen auslöst, hängt von zwei Aspekten ab: Erstens, sind Sie mit der Höhe Ihres Einkommens und Vermögens zufrieden und zweitens, für welche Zwecke verwenden Sie Ihr Einkommen?

Höhe des Einkommens/Vermögens

Wer ausreichend Geld hat, kann sein Leben sorgloser genießen. Man muss sich nicht ständig Gedanken machen, ob man sich dies oder das noch leisten kann. Das Leben ist einfach unbeschwerter. Offensichtlich hat deshalb die Höhe des verfügbaren Einkommens einen Einfluss auf das Glücksniveau eines Menschen. Sobald das Einkommen die Grenze überschritten hat, die zur Deckung der menschlichen Grundbedürfnisse, Nahrung, Kleidung, Unterkunft, nötig ist, führt jede Erhöhung des Einkommens auch zur Erhöhung des Glücksniveaus. Je mehr Geld man hat, umso freier, sorgloser, unbeschwerter kann man leben, kann umso mehr angenehme Empfindungen erzeugen. Allerdings gilt auch beim Geld das altbekannte Gesetz vom *abnehmenden Grenznutzen* einer Sache: Je mehr man schon von einer Sache hat, desto weniger ist einem eine zusätzliche Einheit dieser Sache wert. Wenn man Sie verdurstend in der Wüste auffindet, sind Sie bereit, für das erste Glas Wasser einen sehr hohen Preis zu zahlen. Für das zweite Glas schon etwas weniger usw., bis Sie gerettet sind und der Wert eines zusätzlichen Glases Wassers gegen null geht. Beim Geld bedeutet das, je mehr Geld man schon hat, umso weniger steigert eine weitere Erhöhung das Glücksniveau, weil der durch die Erhöhung ausgelöste zusätzliche Grad der Unbeschwertheit und der finanziellen Unabhängigkeit nur noch gering ist. Umgekehrt verhält es sich dagegen mit dem Aufwand, den Sie betreiben müssen, um zusätzliches Einkommen zu generieren. Je höher Ihr Einkommen schon ist, umso mehr Kraft, Energie und Zeit müssen Sie aufwenden, um es noch weiter zu erhöhen. Diesen Einsatz an Energie, Kraft und Zeit müssen Sie zwangsläufig bei der Pflege unserer vier Ebenen abzweigen. Die Balance der Ebenen und damit Ihr Glück ist dadurch gefährdet. Sie sollten deshalb eine Kosten-Nutzen-Analyse durchführen. In welche Bereiche meines Lebens investiere ich in Zukunft am besten meine Kraft, Energie und Zeit, um mehr angenehme Empfindungen zu haben, um zufriedener/glücklicher zu werden? In mich selbst (Ebene 1), meine Lebenspartnerschaft (Ebene 2), meine Kinder (Ebene 3), meine Freundschaften (Ebene 4) oder eben alternativ in den Versuch, mein Einkommen noch weiter zu erhöhen? Wo ist der Zuwachs an angenehmen Empfindungen, an Zufriedenheit, an Glück am größten? Diese Kosten-Nutzen-Analyse sollten Sie spätestens dann durchführen, wenn Ihr Einkommen ausreicht, um ein finanziell entspanntes Leben zu führen und Sie mit diesem Lebensstandard grundsätzlich zufrieden sein könnten. Sie können z. B. alle Grundbedürfnisse sehr gut bedienen, gehen zweimal monatlich in Restaurants essen, vier- bis fünfmal jährlich in Theater/Konzerte/Kino, fahren zweimal pro Jahr in Urlaub, haben ein Auto, können Geburtstage und alle Feste wie Weihnachten, Ostern usw. problemlos feiern, die Kosten Ihrer Passionen sind abgedeckt, Ihre Wohnsituation ist gut, Sie haben immer eine finanzielle Reserve, um sich auch mal etwas Außergewöhnliches leisten zu können usw. Lohnt es sich dann, viel Energie dafür zu verwenden, das Einkommen weiter zu erhöhen, damit Sie sechsmal jährlich ins Theater und dreimal monatlich ins Restaurant gehen und sich ein zweites Auto vor die Tür stellen können? Oder sollten Sie Ihre Aufmerksamkeit nicht besser auf die Ebenen 2 bis 4 lenken? Die Antwort auf diese Frage hängt wesentlich davon ab, ob Sie mit Ihrem bisher erreichten Lebensstandard zufrieden sind oder nicht. Leider lassen sich viele Menschen bei dieser Einschätzung stark von Ihrem Umfeld beeinflussen. Es ist offenbar, dass in unserer Gesellschaft Besitz und Konsum für das Ansehen eines Menschen einen hohen Stellenwert einnehmen. Wenn Ihnen dieses Ansehen wichtig ist, geraten Sie automatisch in eine Wettbewerbssituation. Wie liege ich im Rennen? Kann ich mit meinen Nachbarn, Arbeitskollegen, Freunden und Bekannten finanziell und besitzmäßig noch mithalten? In aller Regel gibt es in unserem Umfeld immer Personen, die einkommens- und/oder vermögensmäßig über uns stehen. Das führt dann zu einem niemals endenden Vergleichsrennen. Sie fürchten permanent, nicht genügend Ansehen zu genießen. Oft kommt als zusätzlicher Antrieb Neid hinzu. Man ist neidisch auf das, was Nachbarn, Kollegen, Freunde usw. haben.

Beide Aspekte sind Gift für Ihr Glücksniveau, weil ständig unangenehme Empfindungen produziert werden. Falls Sie oft neidisch sind, versuchen Sie, davon loszukommen. Geben Sie auf Ihrer Suchmaschine im Computer einfach »Wie bekämpfe ich Neid?« ein. Es werden Ihnen dazu diverse Ratschläge und Literatur angeboten. Um sich aus dem Vergleichsrennen zu befreien, hilft Ihnen möglicherweise ein Blick in die entgegengesetzte Einkommens-/Vermögensrichtung. Wie viele Menschen in Ihrem Umfeld sind einkommens- und vermögensmäßig *schlechtergestellt* als Sie, können sich viele Dinge, die Sie als selbstverständlich erachten, nicht leisten? Höchstwahrscheinlich werden Sie ziemlich viele dieser Menschen entdecken. Das weckt vielleicht Dankbarkeit, Demut und Zufriedenheit in Ihnen, befreit Sie von dem ständigen Blick in die andere Richtung und kann auch Neidgefühle reduzieren. Damit hätten Sie bei Ihrem Mosaikstein Geld/Vermögen die erste Weiche in Richtung Glück/Zufriedenheit gestellt. Zu dem ständigen Rennen um noch mehr Geld habe ich in dem Buch »Typisch! Kleine Geschichten für andere Zeiten« eine nachdenkenswerte Kurzgeschichte gefunden: *In einem Hafen liegt ein ärmlich gekleideter Mann in seinem Fischerboot und döst. Ein Tourist kommt hinzu und spricht ihn an: »Sie werden heute einen guten Fang machen.« Kopfschütteln des Fischers. »Aber man hat mir gesagt, dass das Wetter günstig ist.« Kopfnicken des Fischers.« Sie werden heute nicht mehr ausfahren?« Die knappe Antwort: »Ich bin heute Morgen schon ausgefahren.« »Aber wenn Sie heute ein zweites, ein drittes, vielleicht sogar ein viertes Mal ausführen, würden Sie drei, vier, fünf, vielleicht gar zehn Dutzend Makrelen fangen!« Der Fischer nickte. »Sie würden«, fährt der Tourist fort, »nicht nur heute, sondern an jedem günstigen Tag zwei-, dreimal, vielleicht viermal ausfahren – wissen Sie, was geschehen würde?« Der Fischer schüttelt den Kopf. »In einem Jahr könnten Sie einen Motor kaufen, in drei oder vier Jahren vielleicht einen kleinen Kutter haben, ein Kühlhaus bauen, vielleicht eine Räucherei, später eine Marinadenfabrik. Sie könnten ein Fischrestaurant eröffnen, den Hummer ohne Zwischenhändler*

direkt nach Paris exportieren – und dann«, dem Fremden verschlägt es vor Be-
geisterung die Sprache. »Dann«, fährt er mit stiller Begeisterung fort, »dann
könnten Sie beruhigt hier im Hafen sitzen, in der Sonne dösen – und auf das
herrliche Meer blicken.« »Das tu' ich ja schon jetzt«, sagte der Fischer und
schließt langsam wieder die Augen.

Einkommensverwendung

Für welche Zwecke Sie Ihr Einkommen verwenden, ist der zweite Aspekt, der für Ihr Glück im Zusammenhang mit Geld wichtig ist. Die Glücksforschung hat gezeigt, dass es für unsere Gefühlswelt einen erheblichen Unterschied macht, ob wir unser Geld für materielle Wertgegenstände wie Autos, Schmuck, Designerkleidung ausgeben oder für immaterielle Dinge. Während Erstere nur kurz wirkende positive Empfindungen auslösen, führen Letztere zu langanhaltenden angenehmen Gefühlen. Es lohnt sich deshalb, Zeit und Geld nicht in Karriere und materielle Besitztümer, sondern *in Erlebnisse*, wie z. B. Urlaube, Konzertbesuche, ein Candle-Light-Dinner, einen Städtetrip, einen Spieleabend, eine Radtour, einen spanischen/italienischen/asiatischen Abend zu investieren. Sie speichern dadurch langanhaltende positive, angenehme Erinnerungen, werden vielseitiger und entwickeln Ihre Persönlichkeit weiter. Gleichzeitig pflegen Sie durch solche Aktivitäten auch noch Ihre sozialen Kontakte (Ebenen 2 bis 4), was ebenfalls positiv zu Ihrem Glücksniveau beiträgt.

Dieser Effekt kann noch ergänzt und gesteigert werden, wenn Sie Ihre Zeit und/oder Einkommen nicht nur für sich selbst einsetzen, sondern damit auch anderen Menschen etwas Gutes tun. Z. B. sind ehrenamtliche Tätigkeiten in den unterschiedlichsten Bereichen und Funktionen möglich oder Sie spenden an bedürftige Menschen. Nicht zu vergessen die kleinen Gesten im Alltag: Einkaufen für den gebrechlichen Nachbarn, einige nette Worte für den Verkäufer in der Bäckerei, ein Anruf bei der alleine lebenden Tante usw. In diese Richtung geht die Losung der Pfadfinder-Bewegung *Jeden Tag eine gute Tat*. Vielleicht verinnerlichen Sie dieses Motto auch für sich selbst.

Wenn Sie einmal das gute Gefühl verspürt haben, das Sie überkommt, wenn Sie anderen etwas Gutes getan haben, dann werden Sie das öfters verspüren wollen.

Abschließend nochmal zur Erinnerung: Geld *alleine* macht nicht glücklich.

Es ist nur *ein* Mosaikstein im Gesamtbild Ihres Glücks. Wenn Sie bei der Jagd nach Geld und Reichtum die vier Ebenen vernachlässigen, werden Sie wahrscheinlich kein glücklicher Mensch werden, selbst wenn Sie am Ende auf einem Haufen Geld sitzen. Felix war mit meiner Antwort zu Reichtum und Geld zufrieden und damit waren auch unsere Gespräche über das Glück beendet.

Zum Schluss möchte ich noch auf zwei aktuelle Trends eingehen, die für unser Glück von Bedeutung sind.

Der Gesundheitswahn

Um was geht es?

Hunderttausende, wenn nicht Millionen Menschen in Deutschland fühlen sich körperlich wohl und haben keine nennenswerten Beschwerden. Dennoch sind viele dieser Menschen voller Ängste und Sorgen wegen ihrer Gesundheit. Warum? Weil schon seit einigen Jahren in unserer Gesellschaft der Gesundheitswahn grassiert. Über diverse Medien wird fortlaufend der Glaube verbreitet, man müsse unbedingt gesund leben, um von Krankheiten verschont zu bleiben. Was gesund ist, wird dabei von Institutionen, wie z. B. der Weltgesundheitsorganisation (WHO), vom Bundesgesundheitsministerium, von der Deutschen Gesellschaft für Ernährung oder neuerdings auch von Influencern definiert. Es werden bestimmte Gesundheitsparameter und Lebensweisen vorgegeben, die unbedingt eingehalten werden müssen, wenn man gesund bleiben will. Beispiele sind der Body-Mass-Index (BMI) 18,5–24,9, der Blutdruck 120/80, Cholesterin 190–200 mg/dl, vegetarisch/vegan leben, keinen Alkohol trinken, nicht rauchen oder auch mindestens 20–40 Minuten pro Tag Sport treiben. Mit einem ständigen medialen Trommelfeuer wird die Formel *Nichteinhalten der Parameter = ungesund* als wissenschaftlich gesichert und zweifellos wahr dargestellt. Es wird suggeriert, dass schwerste Krankheiten auf diejenigen zukommen, die die Parameter nicht einhalten. Ziel der Kampagnen ist, möglichst viel Angst und Schrecken zu verbreiten, damit man zu den Rettungsmitteln greift, nämlich zu den Produkten der Pharma- und Lebensmittelergänzungsindustrie, für die das Ganze inzwischen ein Milliardengeschäft ist. Angst bei den Menschen ist für diese Firmen gut, weil sie die Umsätze steigert. Für die Menschen selbst ist Angst dagegen einer der größten Glückskiller, also Gift für das Glücks-/Zufriedenheitsniveau. Menschen, bei denen die Kampagnen erfolgreich waren und die deshalb ständig mit der Angst leben, krank zu werden, zeigen oft ähnliche Verhaltensmuster. Sie kontrollieren ständig die Einhaltung der angeblich gesunden Parameter und richten ihr Leben so ein, dass diese nicht überschritten werden. Sie nehmen sich dadurch Lebensfreude und verringern ihr Glücksniveau. Ich kenne ein Ehepaar, das keine Beschwerden hat, aber trotzdem jeden Tag zwei der Parameter sklavisch und penibel prüft, manchmal sogar mehrmals am Tag. Zum einen wird ständig der Blutdruck gemessen und zweitens sorgen sich die beiden um ihr Gewicht. Aus diesem Grund wollen sie unbedingt den für sie angeblich idealen Body-Mass-Index (BMI) von 24,2 einhalten. Das geht so weit, dass das Ehepaar doch tatsächlich bei jedem Restaurantbesuch einen Kalorienzähler mit sich führt, um für jedes Essen zu berechnen, ob damit die zulässige Kalorienzufuhr überschritten wird. Von der gefährlichen, ungesunden Grenze (24,9) sind sie nur noch drei Kilo entfernt. Da sie dem BMI sklavisch vertrauen und Angst haben, ihre Gesundheit zu gefährden, ist einer ihrer wesentlichen Lebensinhalte die fortlaufende Gewichtskontrolle und damit das Kalorienzählen, selbst bei Restaurantbesuchen. Man muss nur in die verhärmten Gesichter des Ehepaares schauen, um zu wissen, dass das ständige Blutdruckmessen, Kalorienzählen und Berechnen des BMI permanent unangenehme Gefühle auslöst und deshalb schlecht für das Glücksniveau ist. Ihre permanente Gewichts- und Blutdruckangst gefährdet ihre Gesundheit viel mehr, als wenn sie einfach mit Freude und Spaß essen und das Gewicht und den Blutdruck vergessen würden.

Wenn auch Sie derartige Gesundheitsängste haben, obwohl Sie sich eigentlich pudelwohl fühlen, sollten Sie versuchen, sich aus dieser Parameter-Umklammerung zu lösen. Die Gesundheitsangst ist eine Ausprägung der generellen Angst. Sie könnten deshalb versuchen, die *Wenn-Dann-Strategie* zur Befreiung zu nutzen. Verinnerlichen Sie außerdem: Es ist nachgewiesen, dass glückliche/zufriedene Menschen länger leben und deutlich gesünder sind als unglückliche, weil ihre Psyche stärker und dadurch auch ihr Immunsystem widerstandsfähiger ist. Im Gegensatz zu den ständigen Parameterkontrollen ist deshalb die Abkehr davon eine gesundheitsfördernde Maßnahme. Mit den Gesundheitskontrollen sollten Sie es so halten wie mit Ihrem Auto. Neben der jährlichen Routineinspektion geben Sie es doch auch nur dann in Reparatur, wenn etwas defekt ist. Und vorher machen Sie sich keine Gedanken, ob demnächst vielleicht etwas kaputt geht. Warum machen Sie es mit Ihrer Gesundheit nicht genauso? Zum Arzt gehen Sie, wenn Sie akute Beschwerden haben. Und solange das nicht der Fall ist, leben Sie ohne ständige Kontrolle der Gesundheitsparameter. Als Vorsorgemaßnahme reicht ein jährlicher Generalcheck bei Ihrem Arzt völlig aus. Vielleicht hilft Ihnen auf Ihrem Befreiungsweg und der Neuausrichtung Ihres Lebens auch die Erkenntnis, dass die angeblich gesunden Vorgaben keineswegs wissenschaftlich so abgesichert und wahr sind wie behauptet. Werfen wir einen genaueren Blick darauf: Führt ihre Nichtbeachtung tatsächlich zwangsläufig zu Krankheit?

Sind Gesundheitsparameter »wahr«?

Erste Zweifel können schon entstehen, wenn man sich die Entwicklung der Lebenserwartung über die letzten Jahrzehnte in Deutschland anschaut. Die Gesundheitsexperten versuchen uns ja einzureden, dass wir unsere Lebenserwartung deshalb stark gefährden, weil wir ungesund leben und dadurch vorzeitig sterben werden. Wenn das wahr wäre, müsste die Lebenserwartung der deutschen Bevölkerung konsequenterweise sinken. Sie ist aber über die Jahrzehnte von 1990 bis 2020 kontinuierlich wie folgt gestiegen (erste Zahl für Frauen, zweite für Männer):[14] 1990: 79,0/72,6 – 2000: 80,8/74,8 – 2010: 82,8/77,6 und 2020: 83,4/78,5. Der Hauptgrund dafür ist nicht etwa, dass die Bevölkerung mehr auf die Einhaltung der Gesundheitsparameter geachtet hat, sondern der medizinische Fortschritt und die verbesserte medizinische Infrastruktur. Selbst wenn also der von Ihnen befürchtete Ernstfall eintritt und Sie krank werden, ist die Wahrscheinlichkeit, dass Sie geheilt werden deutlich erhöht.

Weiter wird behauptet, dass Sie durch eine gesunde Lebensweise Ihr Sterberisiko vermindern können. In dieser allgemeinen Formulierung ist das einfach nur Unsinn. Denn Ihr Sterberisiko ist Ihr ganzes Leben lang unveränderbar gleich hoch, nämlich 100 %, d. h., es ist absolut sicher, dass Sie sterben werden, egal wie gesund oder ungesund Sie leben. Lediglich zwei Faktoren sind im Zusammenhang mit Ihrem Tod unsicher: Wann und woran Sie sterben werden. Das haben auch die Gesundheitsexperten erkannt und formulieren deshalb genauer: »Wenn Sie gesund leben, verringern Sie Ihr Risiko, an Herzinfarkt, Schlaganfall, Bluthochdruck, Lungenkrebs usw. zu sterben.« Es wird Ihnen also suggeriert, Sie würden bei einer gesunden Lebensweise die Wahrscheinlichkeit erhöhen, länger zu leben. Auch das ist bei genauerem Hinsehen zumindest ungenau. Sie können nämlich aus unzähligen Gründen sterben. Die Ursachen, die die Gesundheitsexperten im Auge haben wie Herzinfarkt, Lungenkrebs usw. sind nur einige unter den sehr vielen möglichen Todesursachen, wenn auch mit die am höchsten. Jährlich sterben in Deutschland ca. 1 Million Menschen. Davon ca. 360.000 an Herz-Kreislaufversagen und 230.000 an Krebs, zusammen somit ca. 60 % aller Todesfälle.[14] Wenn Sie nach den Vorgaben leben, verringern Sie also bestenfalls die Wahrscheinlichkeit, an diesen Krankheiten zu sterben. Ausgeschlossen ist es natürlich trotzdem nicht, dass Sie genau daran sterben werden, egal ob Sie gesund oder ungesund leben. Gleichzeitig bleibt die Wahrscheinlichkeit, aus anderen Gründen zu sterben, unverändert. So gibt es in Deutschland z. B. jährlich ca. 3.000 Verkehrstote. Verzichten Sie deshalb aufs Autofahren? Ca. 16.000 Menschen sterben durch häusliche Unfälle. Stellen Sie deshalb alle häuslichen Tätigkeiten ein? Durch Ertrinken kommen jährlich ca. 350 Menschen um, durch Vergiftungen und Verletzungen etwa 48.000. Man kann die Liste noch beliebig ausweiten. Je nachdem, wie Ihr »Lifestyle« aussieht, unterliegen Sie deshalb möglicherweise einem viel höheren Risiko, aus einem dieser anderen Gründe zu sterben. Haben Sie deshalb Angst, schränken Sie sich deshalb in irgendeiner Weise ein?

Jetzt möchte ich Ihnen noch an zwei der vorgegebenen Parameter beispielhaft aufzeigen, dass diese höchst fraglich und wissenschaftlich umstritten sind. Auch deshalb gibt es keinen Grund, sich sklavisch danach zu richten und sich mit Ängsten herumzuschlagen.

Der Body-Mass-Index (BMI)

Dieser Index ist die gebräuchlichste Formel zur Bewertung Ihres Körpergewichts. Es gilt als normal, also gesund, wenn der für Sie errechnete BMI zwischen 18,5 und 24,9 liegt. Bei Abweichungen von diesem Wert leiden Sie aus schulmedizinischer Sicht entweder an Untergewicht, Übergewicht oder Adipositas (Fettleibigkeit). Wenn Ihr BMI starkes Untergewicht oder Adipositas anzeigt, sollten Sie unbedingt ärztliche Hilfe suchen. In allen anderen Fällen besteht kein Grund zur Panik. Viele Wissenschaftler und Mediziner halten den BMI nämlich aus mehreren Gründen für das falsche Messinstrument. Erstens berücksichtigt er nicht das Verhältnis von Muskel- und Fettmasse. Da Muskeln schwerer sind als Fett, kann unter Umständen ein durchtrainierter Mensch den gleichen BMI haben wie ein unsportlicher, fülliger Mensch. Zweitens wird die Fettverteilung am Körper nicht erfasst. Bauchfett ist wesentlich gefährlicher als Fett z. B. an den Beinen.[15] Drittens wird der Bewegungsfaktor nicht erfasst. Menschen mit erhöhtem BMI, aber starken Bewegungsaktivitäten sind tendenziell gesünder als schlanke, aber bewegungsarme Menschen mit gutem BMI. Viertens ergaben Datenauswertungen aus amerikanischen Sterberegistern, dass leichtes Übergewicht sogar vor einer frühzeitigen Sterblichkeit durch verschiedene Krankheiten schützt.[16]

Gründe genug also, den BMI mit Skepsis zu betrachten und bei Abweichungen vom Normalwert nicht in Angst zu verfallen. Bezüglich Ihres Gewichts ist hauptsächlich relevant, ob Sie sich damit körperlich wohlfühlen. Nur wenn das nicht der Fall ist, sollten Sie überlegen, durch welche Maßnahmen Sie Ihr körperliches Wohlbefinden verbessern könnten.

Die zwei besten Wege zur Gewichtsreduktion sind erhöhte körperliche Betätigung und ein gewichtsreduzierendes Essverhalten. Wie das jeweils konkret aussieht, sollten Sie für sich persönlich maßschneidern.

Vegetarisch oder vegan leben

Die Natur, genauer die Evolution, ist schlauer als alle Ernährungsexperten dieser Welt. Die Evolution hat alle Lebewesen auf diesem Planeten ideal an ihre Umwelt und besonders ihre körperlichen Bedürfnisse angepasst. Dazu gehört auch die Ernährung. Das bedeutet, dass sich alle Lebewesen auf dieser Erde gemäß ihrem evolutionär vorgegebenen Speiseplan ernähren, weil dieser eben für sie gesund ist. Unterhalb der Entwicklungsstufe Mensch halten sich alle Lebewesen an diesen von der Natur/Evolution für sie vorgegebenen Speiseplan. Ein Löwe frisst nur Fleisch, eine Kuh nur Pflanzen. Selbst wenn die beiden denken könnten, kämen sie nicht auf die Idee, von dieser Ernährungsweise abzuweichen. Lediglich der Mensch bildet sich ein, schlauer zu sein und entwickelt deshalb Alternativen zu dem von der Evolution/Natur für ihn vorgegebenen Speiseplan. Was ist der von der Evolution für den Menschen vorgesehene Speiseplan? Wenn in zehntausend Jahren Archäologen Ihr vollständig erhaltenes Skelett ausgraben und sich fragen werden: »Von was hat sich dieses Lebewesen ernährt?« Dann wird die Antwort eindeutig sein. Die Archäologen werden diese Frage nämlich aufgrund der Struktur Ihres Gebisses beantworten. So wissen wir wegen seines Gebisses mit Sicherheit, dass sich der Saurier Tyrannosaurus-Rex, besser bekannt als T-Rex, ausschließlich mit Fleisch ernährt hat, weil eben sein Gebiss nur aus Reiß- und Schneidezähnen besteht. Das menschliche Gebiss hat Mahl-, Schneide- und Reißzähne. Daraus ergibt sich, dass aus evolutionärer Sicht für den Mensch eine Mischkost aus Pflanzen, Obst, Gemüse, Fisch und Fleisch ideal ist. Deshalb ist sowohl eine ausschließlich fleischliche als auch eine rein pflanzliche Ernährung für den menschlichen Körper grundsätzlich ungesund. Bei einer unausgewogenen Ernährungsweise müssen die fehlenden Nährstoffe über Nahrungsergänzungsmittel zugeführt werden. Darüber freut sich die Nahrungsergänzungsmittelindustrie sehr, denn sie macht damit inzwischen ein Milliardengeschäft. Wenn Sie Fleisch, Fisch, Krustentiere, Gemüse, Salate, Obst und tierische Produkte in einem ausgewogenen Verhältnis mit Freude genießen, ernähren Sie sich gesund, erhöhen Ihr Glücksniveau und brauchen keine Nahrungsergänzungsmittel. Das ersparte Geld können Sie für etwas ausgeben, was Ihnen Spaß und Freude bereitet.

Klarstellung

Zum Abschluss des Themas Gesundheitswahn eine Klarstellung, um Missverständnisse zu vermeiden: Es ist völlig in Ordnung, ja sogar sehr zu empfehlen, dass Sie von sich aus präventiv auf Ihre Gesundheit achten und z. B. Sport treiben oder sich ausgewogen ernähren. Wichtig ist, dass Sie das nicht aus Angst vor Krankheit tun, sondern ungezwungen aus eigener Überzeugung und mit Spaß, weil es ihnen körperlich und seelisch guttut. Ihr Glücksniveau wird dadurch gesteigert. Die positiven Auswirkungen auf Ihre Gesundheit sind für Sie (nur) ein willkommener Nebeneffekt. Ebenso ist klar, dass Sie sich in ärztliche Obhut begeben sollten, wenn bei Ihnen eine behandlungsbedürftige Krankheit diagnostiziert wird oder plötzlich Beschwerden auftreten. Ansonsten reicht es aus, wenn Sie sich einmal jährlich einem Generalcheck unterziehen.

Der Jugend-/Schönheitswahn

Eng verbunden mit dem Gesundheitswahn ist der Jugend- und Schönheitswahn. Beide haben verwandte Ziele: Der Gesundheitswahn soll sicherstellen, dass der Körper von Krankheiten verschont bleibt und der Jugend- und Schönheitswahn, dass durch entsprechende Maßnahmen ein lebenslanges attraktives Aussehen erreicht wird. Durch Werbung und Fernsehsendungen wie »Germanys Next Topmodel«, »Bauer sucht Frau«, Zeitschriften wie »Brigitte«, »Bunte«, »Men'sHealth«, »Gala« und zunehmend auch durch sogenannte Influencer wird der Bevölkerung ein Idealbild eingehämmert, wie man aussehen sollte. Nein, nicht wie man aussehen sollte, sondern wie man aussehen muss, wenn man in und dabei sein will. Das Idealbild ist dabei jung, schlank und makellos. Um das zu erreichen, steht jedem eine gigantische Schönheitschirurgie und die milliardenschwere Kosmetikindustrie hilfsbereit zur Seite. Sie sorgen dafür, dass (angeblich) schlechte körperliche Aspekte wie Falten, Hautunreinheiten, zu schmale Lippen, nicht formgerechte Nasen oder Ohren, Doppelkinn, Schlupflider, Glatzen, Tränensäcke oder Bierbäuche angeblich schnell und problemlos beseitigt werden können. Man könnte vermuten, dass die Zielgruppe der Schönheitsindustrie hauptsächlich Menschen jenseits der vierzig ist. Aber nein, der Wahn treibt immer skurrilere Blüten und erfasst jetzt auch schon Kinder und Jugendliche. Auf einem TikTok-Account bewerben zwei siebenjährige Zwillingsschwestern als Influencer Gesichtspflegeprodukte der Firma Sephora für Teenager. Sie haben fast 5 Millionen Follower. In den sozialen Medien können Sie Videos finden mit Titeln wie »So verlangsame ich den Alterungsprozess als 14-Jährige«. Die »FAZ« betitelt in der Ausgabe vom 28. April 2024 einen längeren Artikel zu diesem Thema mit »Im Schönheitswahn schmieren sich sogar 14-Jährige harte Cremes auf die weiche Haut«[17].

Natürlich entspricht fast niemand der Idealbeschreibung. Und genau das ist das Ziel der ganzen Inszenierung. Je mehr Unvollkommene es gibt, die nach dem Idealzustand streben, desto kräftiger klingeln die Kassen der entsprechenden Industrien. Es wird die Angst geschürt, nicht dazuzugehören, nicht »in« zu sein. Es ist immer das gleiche Schema: Erzeuge Angst und du kannst ein großartiges Geschäft machen. Für unser Thema Glück wissen wir schon, dass Angst einer der großen Glückskiller ist. Die Wahrscheinlichkeit, dass auch Sie zu den Unvollkommenen gehören, ist ziemlich hoch. Denn mal ehrlich: Wer sieht denn auch nur annähernd so aus wie die angeblich Idealen? Irgendetwas passt doch bei fast jedem nicht. Ist es wirklich erstrebenswert, auf den Schönheitszug aufzuspringen, zu versuchen, dem Ideal nahe zu kommen? Bedenken Sie: Mit Ihrem jetzigen Aussehen sind Sie einzigartig auf der Welt, abgesehen von einem möglichen Doppelgänger. Je mehr Sie sich dem Idealbild nähern, desto mehr werden Sie zu einer beliebig austauschbaren Kopie und verlieren einen wesentlichen Teil Ihrer Persönlichkeit. Wahrscheinlich sind Sie doch in Ihrem bisherigen Leben mit Ihrem Aussehen ganz gut zurechtgekommen. Womöglich hat sich auch schon mal jemand in Sie verliebt? Vermutlich war derjenige mit Ihrem Aussehen mehr als zufrieden, ja, vielleicht hat er sich auch gerade deshalb in Sie verliebt? Außerdem, haben Sie generell schon mal wegen Ihres Aussehens in Ihrem Umfeld ernsthafte Probleme gehabt? Warum sollten Sie also etwas an Ihrem Aussehen verändern? Nur um dem durch die Medien verbreiteten Idealbild zu entsprechen, das im Übrigen oft durch Filter und Retuschen verfälscht ist? Und was würde Sie das Ganze kosten? Kostspielige Operationen, sündhaft teure Kosmetikartikel, die am Ende doch nicht halten, was Sie versprechen. Zudem besteht ein nicht unerhebliches Risiko, dass Sie durch chirurgische Eingriffe oder Injektionen verunstaltet werden. Diverse Prominente wie z. B. Mickey Rourke, Priscilla Presley, Jennifer Rush, Sydne Rome, Donatella Versace, Meg Ryan oder Liza Minelli lassen grüßen. Bedenken Sie auch, dass der äußere Anschein, das Aussehen, überhaupt nichts über den Charakter, das Wesen eines Menschen aussagt. Ich habe superhübsche Menschen kennengelernt, die mich schon nach einer zehnminütigen Unterhaltung völlig gelangweilt haben. Umgekehrt haben mich Menschen durch ihre Ausstrahlung, ihre Aura völlig in ihren Bann gezogen, obwohl sie von ihrem Äußeren her eher unauffällig waren.

Es gibt einen weiteren beachtenswerten Aspekt. Menschen überschätzen es völlig, wie intensiv die Umwelt sie wahrnimmt. Sie können davon ausgehen, dass Menschen außerhalb Ihres engeren Umfeldes von Ihrem Aussehen kaum Notiz nehmen. Machen Sie einmal einen Test: Gehen Sie in einer größeren Gesellschaft zu irgendjemandem, den Sie nicht näher kennen. Sagen Sie ihm, er solle die Augen schließen und Ihnen dann schildern, was Sie gerade für Kleidung tragen. Sie werden erstaunt sein, was dabei herauskommt.

Wenn Sie trotz allem auf den Schönheitszug aufspringen, gefährden Sie ziemlich sicher Ihr Glücksniveau. Denn der gewünschte Idealzustand wird nicht durch eine einmalige Aktion erreicht und/oder erhalten. Meistens sind vielmehr tägliche Pflege- und Schminkmaßnahmen und möglicherweise periodisch wiederkehrende Eingriffe, wie z. B. das Spritzen von Botox, erforderlich. Sie haben demzufolge fast ständig mit der Sorge zu tun, ob Ihr Aussehen okay ist. Sie befinden sich in einem Rennen, das Sie nicht gewinnen werden. Das Altern können Sie nicht verhindern und der Versuch, seine Spuren zu vertuschen, ist teuer. Akzeptieren Sie, dass Sie altern. Das ist ein normaler Prozess und ein in Würde gealterter Mensch ist tausendmal schöner als ein aufgespritztes, geliftetes, geschminktes Kunstprodukt. Investieren Sie Ihr Geld lieber in Erlebnisse, die angenehme Gefühle erzeugen. Da Sie dadurch Ihr Glücksniveau erhöhen, wird dieses Glück auch nach außen strahlen und Sie auf natürliche Weise schöner machen. Was gibt es Schöneres in einem Gesicht als Lachfalten?

Schlusswort

Die wichtigsten Erkenntnisse zu Ihrem Weg ins Glück sind zusammengefasst:

- Glück bedeutet für die meisten Menschen andauernde Zufriedenheit in allen ihren wichtigsten Lebensbereichen, nämlich mit sich selbst, in den Beziehungen zum Lebenspartner, zu den Kindern, zur erweiterten Familie, zum Freundes-/Bekanntenkreis und zum beruflichen Umfeld.
- Insgesamt erlangt man Zufriedenheit, wenn man in all diesen Bereichen einen Überschuss an angenehmen Empfindungen gegenüber unangenehmen erzeugt. Je größer der Überschuss, desto zufriedener.
- Damit dies gelingt, sind die beiden wichtigsten Grundvoraussetzungen:
  – Man definiert seine eigene Persönlichkeit, insbesondere seine Nicht Verhandelbaren Positionen
  – Man ist konfliktfähig
- Die vier Ebenen werden ständig gepflegt und in einer angemessenen Balance gehalten.

Ich wünsche Ihnen viel Spaß und Erfolg auf Ihrer ganz persönlichen Reise ins Glück.

<u>Ganz zum Schluss:</u>
Wenn Sie Lust dazu haben, können Sie einen Test zur Ermittlung Ihres aktuellen Glücks-/Zufriedenheitsniveaus machen. Falls Sie Interesse daran haben, finden Sie den Test im Anhang II.

Anhang I
Test zur Arbeitszufriedenheit

Entscheiden Sie zu jeder Aussage, zu wie viel Prozent Sie jeweils zustimmen, und kreisen Sie die entsprechende Punktzahl ein. Addieren Sie dann alle Punkte zu Ihrem Gesamtergebnis auf und prüfen, in welche Bandbreite der folgenden Aufstellung Ihr Ergebnis fällt:

83–95 Punkte = Sehr glücklich
68–82 Punkte = Glücklich
53–67 Punkte = Ziemlich glücklich.
41–52 Punkte = Neutral (weder glücklich noch unglücklich)
29–40 Punkte = Ziemlich unglücklich
17–28 Punkte = Unglücklich
02–16 Punkte = Sehr unglücklich

Wenn Sie danach *sehr glücklich* sind, müsste Ihr Berufsumfeld in Ordnung sein und es besteht kein Handlungsbedarf. Der Beitrag dieses Lebensbereichs zu Ihrem Gesamtglücksniveau ist optimal. Bei *glücklich* oder *ziemlich glücklich* liegt es an Ihnen, ob Sie weiter nach oben wollen. Ab *neutral* oder weniger empfehle ich Ihnen auf jeden Fall zu prüfen, bei welchen Fragen im Test Sie nur wenige Punkte haben. Wenn Sie Ihr Glücksniveau im Bereich Arbeitsumfeld verbessern wollen, sollten Sie dann an diesen Punkten arbeiten.

Test zur Arbeitszufriedenheit

	Stimmt zu				
	100 %	80 %	50 %	20 %	0 %
Meine Arbeit macht mir Spaß	10	8	6	2	0
Meine Arbeit ist abwechslungsreich	10	8	6	2	0
Ich habe Gestaltungsspielräume	10	8	6	2	0
Meine Work-Life-Balance stimmt	10	8	6	2	0
Ich fühle mich wertgeschätzt	8	6	3	2	0
Mein Gehalt ist angemessen	8	6	3	2	0
Ich bin in der Hierarchie korrekt angesiedelt	8	6	3	2	0
Mobbing gibt es nicht	8	6	3	2	0
Das Betriebsklima ist gut	7	5	3	2	0
Meine Karriereaussichten sind gut	6	5	3	2	0
Die Anfahrtszeit zur Arbeit ist okay	5	4	3	2	1
Die Ausstattung des Arbeitsplatzes gefällt mir	5	4	3	2	1

Mindestpunktzahl	2
Höchstpunktzahl	95

Anhang II
Der Glücks-/Zufriedenheits-Test

Mit dem Test können Sie ermitteln, welche der folgenden sieben Zufriedenheitsstufen auf Sie zutrifft: **Sehr zufrieden, Zufrieden, Ziemlich zufrieden, Neutral (weder zufrieden noch unzufrieden), Ziemlich unglücklich, Unglücklich** oder **Sehr unglücklich.** Der Test basiert zwar auf wissenschaftlichen Erkenntnissen, ist für Zwecke dieses Buches aber sehr stark vereinfacht. Unter Laborbedingungen wäre er deutlich umfangreicher und detaillierter. Wenn Sie ihn machen, ist es wichtig, dass Sie mit sich selbst ehrlich sind. Versuchen Sie beiseitezuschieben, wie Sie sich selbst gerne sehen möchten oder wie Sie gerne hätten, dass andere Sie sehen. Wenn Sie wirklich wissen wollen, wie Sie glücklicher werden können, dann sollten Sie erst herausfinden, wie Ihr Ist-Zustand ist. Erst danach kann festgelegt werden, was konkret zu tun ist, damit Sie ihr Ziel, glücklicher zu werden, erreichen können. Auch wenn Sie krank sind, führt der Arzt erst ein Anamnese-Gespräch mit Ihnen, um Ihre Beschwerden und die möglichen Ursachen zu erforschen. Erst dann kann er sinnvollerweise den Behandlungsplan festlegen. Genau darum geht es auch hier bei dem Test. Er ist der Versuch herauszufinden, wie in Ihrem Fall die Lage ist und was darauf aufbauend zu tun ist. Wenn Sie sich dabei selbst belügen, wird auch die Handlungsempfehlung fehlschlagen. Im Übrigen können Sie ganz beruhigt sein: Es gibt kein gutes oder schlechtes Testergebnis. Es zeigt lediglich Ihr aktuelles Glücksniveau auf. Sie können deshalb gar nichts falsch machen. Also, los geht's und seien Sie ehrlich mit sich selbst.

Im ersten Schritt beantworten Sie für sich selbst, noch völlig unabhängig von dem Test, welche der oben genannten sieben Glücksstufen für Sie **gefühlt** die zutreffende ist. Gefragt ist Ihr Gefühl im Normalzustand, d. h., wie haben Sie sich in den letzten zwei Jahren **durchschnittlich** gefühlt? Wenn Ihnen kürzlich etwas besonders Gutes oder Schlechtes passiert ist und Sie sich deswegen **im Moment** besonders gut/schlecht fühlen, versuchen Sie, dieses Ereignis auszublenden. Nehmen Sie sich Zeit und beantworten die Frage in aller Ruhe. Notieren Sie Ihre Einschätzung auf einem Zettel und legen ihn beiseite.

Erst jetzt gehen Sie bitte weiter zu der nachfolgenden Tabelle. Dort werden Sie in jeder Zeile nach bestimmten Eigenschaften oder Lebenssituationen gefragt und wie stark diese bei Ihnen ausgeprägt sind. Auch hier geht es um Ihre Einschätzung für den Durchschnitt der letzten zwei Jahre. Besonders positive oder negative **aktuelle** Umstände versuchen Sie bitte auszublenden. Kreisen Sie in jeder Zeile die Zahl ein, die die entsprechende Eigenschaft/ Lebenssituation von ihrer Intensität her am besten beschreibt. Addieren Sie alle Zahlen auf und notieren die Summe.

Ihre persönliche Einschätzung über Ihr Glücks-/Zufriedenheitsniveau haben Sie vorab auf dem Zettel vermerkt. Sie müsste mit einer bestimmten Bandbreite Ihrer Punktzahl im Test wie folgt korrespondieren:

251–293 Punkte = Sehr glücklich
200–250 Punkte = Glücklich
151–199 Punkte = Ziemlich glücklich.
116–150 Punkte = Neutral (weder glücklich noch unglücklich)
076–115 Punkte = Ziemlich unglücklich
041–075 Punkte = Unglücklich
000–040 Punkte = Sehr unglücklich

Vergleichen Sie, ob Ihre Selbsteinschätzung auf dem Zettel mit Ihrer Punktzahl im Test übereinstimmt. Wenn Ihr Ergebnis *erheblich* von dieser Übersicht abweicht, sollten Sie sich nochmal selbst hinterfragen, ob Sie den Test wirklich ehrlich bearbeitet haben. Kleinere Abweichungen können naturgemäß vorkommen. Sollte Ihr Ergebnis *sehr glücklich* sein, gratuliere ich Ihnen. Besser geht es nicht. Sind Sie dagegen in einer der anderen Kategorien gelandet, z. B. *neutral,* ist es Ihre Entscheidung, ob Sie damit zufrieden sind. Wenn Sie Handlungsbedarf sehen, um eine oder mehrere Kategorien höher zu kommen, freue ich mich, wenn ich Ihnen mit diesem Buch anregende Hilfestellungen geben kann.

Glücks-/Zufriedenheitstest

Ich bin	Fast immer	Oft	Manch-mal	Selten	Fast nie
Gesprächig	5	4	3	2	0
Belastbar	5	4	3	2	0
Reizbar, launisch	0	2	3	4	5
Wehleidig, selbstbemitleidend	0	2	3	5	8
Bekümmert, besorgt, beunruhigt	0	1	5	10	15
Kontaktfreudig, gesellig	10	8	5	2	0
Generell mit dem Leben zufrieden	20	15	5	1	0
Mit meiner finanziellen Situation zufrieden	15	10	5	1	0
Mit meinem Berufsleben zufrieden	20	15	5	1	0
Mit meiner Lebenspartnerschaft zufrieden	20	15	5	1	0
Mit meinem Aussehen zufrieden	15	10	5	1	0
Körperlich fit	10	8	5	1	0
Neidisch	0	1	5	10	15
Konfliktscheu	0	1	10	15	20
Ich lebe zurückgezogen	0	1	5	10	15
Ich habe Freizeitaktivitäten mit anderen	10	8	5	1	0
Ich pflege Passionen	20	15	5	1	0

Ich habe enge familiäre Kontakte	15	10	5	1	0
Ich habe Angst	0	1	10	15	20
Ich denke über mich nach, grübele	0	1	5	10	15
Ich habe einen Freundeskreis	15	10	5	1	0

Mindestpunktzahl	0
Höchstpunktzahl	293

Fundstellen

(1) Hornung, Bernd, Glücksforschung und Glückswissenschaft Band I, Neuauflage 2020, IFG München, S. 16–17

(2) Hornung, Bernd, ebenda, gesamter Band mit diversen Nachweisen zu entsprechenden Studien

(3) Hornung, Bernd, ebenda, S. 24–25

(4) Hornung, Bernd, ebenda, S. 57–91

(5) https://www.rnd.de/liebe-und-partnerschaft/umfrage-wie-glucklich-sind-paare-in-deutschland-SGSPKRJHXBAZNCV4YJ3XXHWEUU.html

(6) Ware, Bronnie, 5 Dinge, die Sterbende am meisten bereuen, 2015, Wilhelm Goldmann Verlag, München, S. 61

(7) de.statista.com

(8) https://www.linkedin.com/pulse/shocking-truth-infidelity-deep-dive-alarming-statistics-florent-raimy

(9) Studie Gesundheit und Sexualität in Deutschland (GeSid)

(10) Hornung, Rainer & Buddeberg, Claus, Sexualität im Wandel, 2004,

vdf Hochschulverlag AG, Zürich

(11) Buddeberg, Claus, Sexualberatung, 2005, Thieme Verlag

(12) Statistisches Bundesamt, Startseite, Scheidungen

(13) www.spiegel/ Kinder machen glücklich – wenn sie ausziehen

(14) Statistisches Bundesamt, Startseite, Lebenserwartung

(15) https://www.dak.de/dak/gesundheit/erkrankungen/so-gefaehrlich-ist-bauchfett_25316#rtf-anchor-fett-ist-nicht-gleich-fett

(16) https://jamanetwork.com/journals/jama/fullarticle/209359

(17) FAZ vom 28. April 2024

Quellennachweise

Albrecht, Thomas W., Besser streiten, 2023, Goldegg Verlag, Wien

Brinkbäumer, Klaus & Shafy, Samiha, Das kluge, lustige, gesunde, ungebremste, glückliche, sehr lange Leben, 2019, Fischer Verlag, Frankfurt/M.

Buddeberg, Claus, Sexualberatung, 2005, Thieme Verlag

Burck, Eskil, Angst – Was hilft wirklich gegen Angst und Panik?, 2019, Books on Demand, Norderstedt

Diverse Autoren, Typisch! Kleine Geschichten für andere Zeiten, 2022, Andere Zeiten e.V, Hamburg

Esch, Tobias, Wofür stehen Sie morgens auf?, 2023, Gräfe und Unzer Verlag, München

Glock, Fiona, Trennung überwinden, 2020, Eigenerstellung

Hornung, Bernd, Glücksforschung und Glückswissenschaft Band I, Neuauflage 2020, IFG München

Hornung, Bernd, Glücksforschung und Glückswissenschaft Band II, Neuauflage 2020, IFG München

Hornung, Rainer & Buddeberg, Claus, Sexualität im Wandel, 2004, vdf Hochschulverlag AG, Zürich

Jakoby, Bernard, Wie wir die Angst vor dem Sterben überwinden, 2016, Heyne Verlag, München

Korte, Martin, Hirngeflüster, 2019, Europa Verlag, Berlin

Kuhlmann, Lena & Lenarz, Jan, Das große Buch der Selbstreflexion, 2. Auflage 2023, Ein guter Verlag

Lütz, Manfred, Wie Sie unvermeidlich glücklich werden, 2017, Penguin Verlag, München

Marcuse, Ludwig, Philosophie des Glücks, 1972, Diogenes Verlag, Zürich

Mustafic, Suad, Angst vor Tod!, ohne Jahresangabe, Eigenproduktion

Reinwarth, Alexandra, Glück, 2016, riva Verlag, München

Rosenberg, Marshall B., Konflikte lösen durch gewaltfreie Kommunikation, 2023, Herder Verlag, Freiburg

Sieger, Cosima, Die 5 Schritte Methode zum Ängste überwinden, 2019, Eigenerstellung

Sieger, Cosima, Das Geheimnis des Glücks, Neopubli Verlag, Berlin

Statistisches Bundesamt, Homepage mit diversen Abteilungen

Ware, Bronnie, 5 Dinge, die Sterbende am meisten bereuen, 2015, Wilhelm Goldmann Verlag, München

Wolf, Doris, Wenn der Partner geht, 2014, PAL-Verlags GmbH, München

Internet-Seiten (Stand Oktober 2024)

www.frauenaerzte-im-netz.de, Stichwort »Sexualtrieb«

www.wikipedia.de, Stichwort »Sexualität des Menschen«

www.wikipedia.de, Stichwort »Triebtheorie«

www.uni-mainz.de, Stichwort »Tipps zum Umgang mi Trennungen«